UNE ANNÉE

DE

LA CLINIQUE

CHIRURGICALE

DU

Dr SIMONIN

Directeur honoraire de l'École de médecine et de pharmacie, Professeur à la Faculté de Nancy,
Correspondant national de l'Académie de médecine,
Membre du conseil général de l'Association des médecins de France,
Chevalier de la Légion d'honneur.

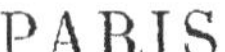

PARIS

BERGER-LEVRAULT ET Cie, LIBRAIRES-ÉDITEURS.
5, Rue des Beaux-Arts, 5
NANCY, MÊME MAISON, 11, RUE JEAN-LAMOUR
—
1875

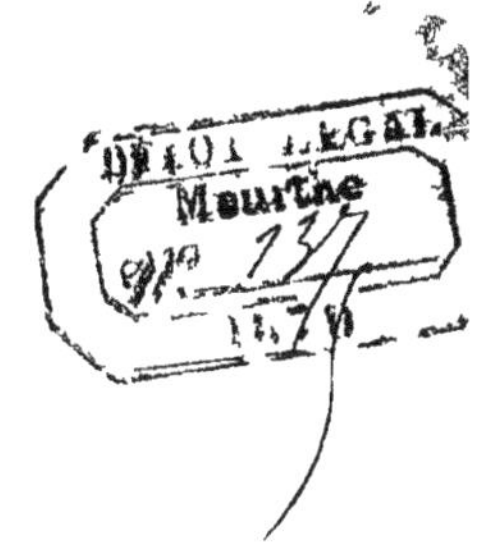

UNE ANNÉE

DE CLINIQUE CHIRURGICALE

A NANCY

(1873-1874)

NANCY, IMPRIMERIE BERGER-LEVRAULT ET Cie.

UNE ANNÉE

DE

LA CLINIQUE

CHIRURGICALE

DU

Dr SIMONIN

Directeur honoraire de l'École de médecine et de pharmacie, Professeur à la Faculté de Nancy,
Correspondant national de l'Académie de médecine,
Membre du conseil général de l'Association des médecins de France,
Chevalier de la Légion d'honneur.

PARIS

BERGER-LEVRAULT ET Cie, LIBRAIRES-ÉDITEURS

5, Rue des Beaux-Arts, 5

NANCY, MÊME MAISON, II, RUE JEAN-LAMOUR

1875

UNE ANNÉE

DE

CLINIQUE CHIRURGICALE

à Nancy.

(1873-1874)

Le but de la publication des notes qui suivent est, après avoir établi l'état des ressources cliniques que Nancy possède pour l'enseignement chirurgical, d'indiquer comment, en 1873-1874, j'ai cherché à utiliser, au profit des étudiants, les moyens d'instruction mis à ma disposition dans l'une des cliniques de la Faculté de médecine, en suivant les vues indiquées dans un programme de mon cours, publié récemment et dont quelques points seront rappelés. Le sommaire de chacune des 51 conférences que j'ai faites pendant la dernière année scolaire, l'indication des opérations pratiquées durant cette période, et celle des autopsies cadavériques, en rappelant les faits observés à la mémoire de mes auditeurs, montreront la route scientifique qui a été parcourue par eux. Ces notes prouveront aussi, je le crois du moins, non-seulement la possibilité, mais aussi l'utilité des deux cliniques chirurgicales actuelles, et montreront l'avenir qui leur est réservé dans un temps peu éloigné.

1

§ I.

Indication des ressources cliniques pour l'enseignement chirurgical proprement dit.

Un rapport officiel présenté, le 18 juin 1871, au Président de la République par M. le Maire de Nancy accompagné des membres d'une commission spéciale, a donné l'ensemble des ressources cliniques considérables constatées à Nancy en 1870. Je ne reviendrai pas sur ces indications (1), j'écarterai même celles qui, à la maison départementale de secours, se rapportent aux affections chirurgicales et aux maladies cutanées et syphilitiques reçues dans des cliniques spéciales, pour ne parler que des ressources mises à la disposition des professeurs des deux cliniques chirurgicales actuelles, à l'hôpital Saint-Léon.

Un historique rapide est nécessaire pour montrer comment l'accroissement continu, mais inégal toutefois, de l'élément médical et de l'élément chirurgical, à Nancy, a motivé d'importantes modifications dans le nombre de ses services hospitaliers et, à la fois, dans leur personnel médical et chirurgical.

En 1837, les trois hôpitaux Saint-Charles, Saint-Julien et Saint-Stanislas, réunis sous une même administration, ne possédaient encore que deux chefs de service : un médecin en chef et un chirurgien en chef. Ces deux fonctionnaires se trouvaient en même temps

____

(1) V. Documents relatifs à l'établissement à Nancy d'une Faculté de médecine et d'une École supérieure de pharmacie, p. 4 et 5.

chargés, comme professeurs, de la clinique médicale et de la clinique chirurgicale à l'École secondaire de médecine, et, pour le service hospitalier, ils étaient assistés l'un d'un médecin adjoint, l'autre d'un chirurgien adjoint. Tel était alors le personnel des trois hôpitaux qui, accru successivement en raison des besoins, comptait, trente-cinq ans après, en 1872, quinze fonctionnaires, sans parler des étudiants de l'École qui fournissait les élèves externes employés aux services hospitaliers.

Ce fut d'abord le nombre des malades qui, à la fin de l'année 1837, motiva une modification dans le chiffre des services. Cette même année, les trois établissements cités plus haut reçurent chacun un médecin particulier; puis, en 1843, deux médecins furent désignés pour Saint-Charles, et un médecin suppléant fut attaché aux trois hôpitaux. A Saint-Charles, l'un des services resta affecté, spécialement, à la clinique médicale, ainsi que la chose avait lieu depuis 1822.

Le nombre des blessés n'avait point nécessité les mêmes divisions du service, et, à la fin de 1839, j'étais nommé chirurgien en chef des trois hôpitaux, presque au moment où, chargé de la clinique chirurgicale en qualité de professeur adjoint, je devenais, en 1840, professeur titulaire de cette chaire. A la date qui vient d'être citée, un chirurgien-aide fut attaché aux services de chirurgie et un chirurgien-aide fut nommé pour les services de médecine (1).

(1) Il n'est pas sans intérêt d'ajouter qu'en 1856 les inconvénients de la réunion dans les services de fonctionnaires provenant d'origines di-

Dans le Nancy de cette époque, élégant avant tout et qui se complaisait dans les souvenirs de la Cour ducale prolongés pendant trente années par Stanislas, la grande industrie existait à peine et l'élément chirurgical n'avait point grandi en proportion de l'élément médical accru par le développement de la population. Les mauvaises traditions suivies dans la construction des habitations étaient les causes principales des grands traumatismes, ainsi que certains faits le démontrèrent; d'abord en 1840, lors de l'établissement du canal de la Marne au Rhin, et, peu après, lors de la construction des chemins de fer de l'Est. Dans ces œuvres importantes, l'État prouva, par son active surveillance et surtout par l'intelligent emploi des échafauds nécessaires aux constructions, comment on pouvait éviter beaucoup d'accidents graves, et cet exemple, bientôt suivi à Nancy dans les constructions particulières, diminua pendant quelques années, d'une manière extraordinaire, le nombre des fractures reçues jusqu'alors à la clinique chirurgicale.

Mais Nancy et ses environs, à partir des grands

verses, par leur nomination, cessa complétement d'exister. Après vingt années de services gratuits comme chirurgien adjoint et chirurgien en chef de Saint-Julien et de Saint-Stanislas j'obtins de la Commission administrative de ces établissements d'y être remplacé par les chirurgiens-aides de Saint-Charles devenus chefs de service à Saint-Julien et à Saint-Stanislas. Ceux-ci à leur tour furent remplacés par trois internes. Dès lors l'unité désirable dans les services cliniques fut obtenue, les professeurs titulaires, adjoints et suppléants continuant à être nommés par le Ministre de l'instruction publique, les deux chefs de clinique étant désignés par l'École de médecine, sous l'approbation du Rectorat, et les internes étant présentés par elle, après concours, à la nomination de la Commission administrative des hôpitaux.

travaux dont il vient d'être question, se modifiaient lentement d'abord, au point de vue de la création d'établissements industriels, puis prenaient un essor de plus en plus rapide, motivé, en grande partie, par l'exploitation de mines riches et nombreuses, et dès lors la clinique chirurgicale prenait une extension continue et considérable, car, malheureusement, la production de la richesse publique par l'industrie n'a point lieu sans le fatal sacrifice d'un certain nombre de travailleurs; les plus sages réglementations et la surveillance se trouvant, sans cesse, mises en défaut par les faits journaliers.

Voici des chiffres destinés à montrer la progression de l'élément chirurgical nancéien; ils sont tirés des documents que j'ai réunis avec soin depuis 1835, époque à laquelle je fus associé au service chirurgical des hôpitaux, en qualité de chirurgien adjoint.

De 1835 à 1872, le chiffre des blessés reçus à l'hôpital Saint-Charles, dans le service de la clinique chirurgicale, oscilla ainsi qu'il suit, en grandissant toujours :

De 1835 à 1840, admission de 285 à 328 blessés.
De 1840 à 1850   —   de 298 à 403   —
De 1850 à 1860   —   de 311 à 406   —
De 1860 à 1872   —   de 365 à 519   —

Pendant la période de 1850 à 1860, le développement de l'élément chirurgical fut, en quelque sorte, dissimulé par suite de la suppression de soixante lits dans les trois hôpitaux, en vue de constituer une somme nécessaire à la reconstruction de la toiture de l'hôpital Saint-Stanislas qui, à peine achevée, fut consumée lors du fatal incendie de 1872.

Ce fut seulement à l'époque de la transformation de la clinique chirurgicale de l'École de médecine en clinique de la nouvelle Faculté qu'intervint une division des affections chirurgicales. Les maladies des yeux, admises autrefois à la clinique chirurgicale, formèrent, à partir de novembre 1872, une clinique spéciale, qui, en 1872-1873, reçut 99 malades. Malgré cette division du service, les blessés de la section chirurgicale proprement dite furent, en 1873, au nombre de 598. L'élément chirurgical de Saint-Charles fut donc, en 1873, représenté par le chiffre de 697 individus, supérieur de 178 au nombre observé l'année précédente; le nombre des lits nouveaux attribués à la clinique ophthalmologique avait surtout permis ce résultat.

A la fin de 1873, le service chirurgical reçut une nouvelle modification très-considérable sur laquelle je dois appeler spécialement l'attention. A raison de l'encombrement des malades et des blessés, réunis à Saint-Charles, qui diminuait la salubrité de cet établissement, on transporta le service chirurgical proprement dit à l'ancien dépôt de mendicité qui reçut le nom d'hôpital Saint-Léon; la clinique ophthalmologique restant à Saint-Charles. Le service chirurgical, qui, pendant 51 ans (1822 à 1873), avait constitué une seule clinique, se développant progressivement, comme on l'a vu, et ayant été formée par un nombre de lits élevé de 40, chiffre de 1840, à celui de 61, en 1872, fut à Saint-Léon divisé en deux cliniques chirurgicales composées chacune de 35 lits et ayant chacune un professeur titulaire. La clinique ophthalmologique de Saint-Charles posséda de son côté 12 lits. Bien que l'exercice 1874 soit loin d'être clos, on peut présumer que le chiffre de près de 700 malades sera atteint, cette année, comme en 1873, dans les deux cliniques chirurgicales et dans la clinique ophthalmologique.

J'ai déjà fait connaître dans un travail cité que le nombre des consultations de l'ordre chirurgical avait, dans l'ancien service chirurgical de Saint-Charles, atteint, en 1872, le chiffre de 5,000.

Il faut ajouter, tout de suite, que la valeur de l'élément chirurgical de Nancy n'est point, cependant, révélé complétement par les chiffres qui précèdent. La clinique chirurgicale, en effet, à Saint-Charles, n'a point satisfait à tous les besoins de la population. Non-seulement un grand nombre de blessés n'ont pu y être admis, vu le chiffre fort insuffisant des lits, à certaines époques de l'année surtout, mais un grand nombre de blessés ont été renvoyés, avant leur guérison, pour permettre l'entrée d'individus atteints sérieusement.

Dans tout service hospitalier, le chiffre des malades sortis avant guérison se décompose ainsi qu'il suit : Malades sortis, volontairement, pour retourner au travail nécessaire à la vie de la famille; individus renvoyés pour motifs disciplinaires; sujets évacués dans d'autres services; enfin malades renvoyés pour cause d'insuffisance de lits. Je veux citer d'abord les chiffres relatifs à ce dernier motif. Je tire ces indications des trente-deux comptes rendus que, de 1840 à 1872, j'ai adressés, d'année en année, à la Commission administrative des hôpitaux civils. Les époques qui ont été les plus tristes à traverser depuis vingt ans, sous le rapport de la question des blessés renvoyés avant guérison, se trouvent être les années 1855, 1865 et 1868. Pendant ces trois exercices, les individus ayant été forcés de quitter, ainsi, la clinique chirurgicale ont été au nombre de 58, 53 et 75. Et avec quelle dure et impitoyable logique j'eusse dû, tristement, augmenter le nombre de ces départs, si des vides produits par les sorties volontaires des blessés contraints à reprendre leur travail, avant leur entière guérison, ne fussent intervenus. Je trouve dans mes rapports les chiffres suivants qui concernent cette catégorie de braves ouvriers, et je les donne pour indiquer aux personnes charitables la place de secours qui pourraient soulager des situations semblables. Les chiffres annuels dont il s'agit 103, 74, 96, 109, 149, 74 et 64 se rapportent aux années 1855, 1858, 1861, 1865, 1866, 1868 et 1870.

Ces chiffres révélaient hautement l'insuffisance du nombre des lits de l'ancien service à Saint-Charles, mais je dois ajouter qu'en 1873-1874 la difficulté de trouver un lit disponible a été, à certains moments, tout aussi grande à Saint-Léon, malgré l'augmentation des lits, qu'elle l'était antérieurement à Saint-Charles. Aujourd'hui dix lits de plus seraient, immédiatement, nécessaires pour assurer le service chirurgical. L'administration hospitalière l'avait, au reste, parfaitement compris, car, en novembre 1872, elle avait décidé que chacune des nouvelles cliniques serait constituée par quarante lits, et ce nombre n'a pu être atteint à Saint-Léon, uniquement par suite de l'exiguïté de cet établissement. Ces dix lits permettraient à la fois d'éviter les sorties forcées et de recevoir cent blessés de plus. Pendant que la clinique ophthalmologique continuerait à recevoir, annuellement, cent malades environ, les deux cliniques de Saint-Léon pourraient porter les réceptions de 600 à 700. Dans les causes de cet accroissement, il importe de noter le transport de la maison départementale de secours aux cliniques des malades dont l'état nécessite une opération. L'élément chirurgical, représenté en 1873 par 697 admissions, le serait par le chiffre de 800 qui pourrait ainsi, pour quelques années, se trouver en rapport avec les vrais besoins.

§ II.

Mode d'emploi des moyens d'instruction clinique en 1873-1874.

La dernière année scolaire a été constituée par 248 jours d'enseignement clinique donné par le professeur. Dans cette période, 266 individus ont été étudiés dans mes salles, et 1,594 consultations ou pansements ont eu lieu à la consultation gratuite pendant les cinq mois qui, durant l'année scolaire, sont ressortis à mon service ; cette consultation étant unique à Saint-Léon et faite mensuellement, tour à tour, par les deux professeurs de clinique.

Soixante-neuf opérations, dont 38 sérieuses, ont été pratiquées à ma clinique.

Douze autopsies cadavériques ont été étudiées par les élèves et dix fois en ma présence ; j'ai été, les deux autres fois, retenu par des opérations à la clinique.

Quarante-cinq observations ont été rédigées officiellement par l'interne du service, et plusieurs d'entre elles ont été lues publiquement.

Cinquante et une leçons ont eu lieu à l'amphithéâtre des cliniques.

De nombreuses recherches microscopiques et chimiques ont été faites, et j'ai le devoir de remercier M. le professeur Ritter pour la rapidité et la régularité apportées par lui dans les nombreuses analyses qui ont été demandées à sa science.

Dans le programme de mon cours, publié en 1874, j'ai montré comment la leçon du professeur n'est point fixée à tel jour et à telle heure de la semaine, mais qu'elle est en réalité répartie dans toutes les sources d'instruction qui constituent une clinique, et sur lesquelles j'ai appelé l'attention. J'ai insisté sur les divers buts à atteindre par la clinique et sur la marche qu'il me semblait convenable de suivre. Je reproduis, en partie, l'expression de ces deux opinions.

La mission du professeur est multiple. Dans une Faculté de médecine qui reçoit les étudiants dès leur début dans les études cliniques, le professeur doit chercher à amener chacun d'eux à la pratique professionnelle qui sera le partage du plus grand nombre et en vue de laquelle il convient d'exposer, sérieusement et sans exception, tous les faits qui se présentent, sans craindre d'aborder les indications que l'on est convenu d'appeler élémentaires; puis le professeur doit tenter, selon la mesure de ses forces, de reculer les horizons scientifiques.

C'est un beau rôle pour le professeur de clinique de faire prendre un corps réel aux descriptions et aux théories de la pathologie chirurgicale. Sans doute, le fait clinique peut être étudié et présenté seul, mais quelle satisfaction pour l'étudiant de comprendre la place de ce fait dans le cadre nosologique; de s'assurer, parfois à l'aide de l'histologie et des recherches chimiques, de son individualité; de pouvoir, en constatant certains types bien réels, comprendre, en même temps, les différences qu'ils offrent avec des types congénères. L'on ne double pas pour cela le professeur de pathologie; il a dessiné des portraits, on montre l'original de chaque portrait. Non-seulement on retrouve les traits généraux qui rattachent à une famille, mais aussi par l'étude de la constitution, du tempérament et parfois de la diathèse du malade, on montre l'individualité de chacun des membres qui composent cette famille, et on indique ce qui, comme conséquence thérapeutique, doit lui être tout spécialement applicable.

Dans une clinique chirurgicale d'une certaine valeur, on peut presque à volonté commencer par telles ou telles individualités; les leçons orales sont assez éloignées les unes des autres, à raison des opérations pratiquées, pour qu'il soit possible de donner le pas aux faits qui entrent le mieux dans le plan de l'enseignement auquel je fais allusion. Il faut, selon moi, savoir faire apparaître, en temps opportun, les synthèses qui invinciblement doivent résulter des faits étudiés isolément, et qui rompent la monotonie des cas particuliers. On peut ainsi à l'avance, chaque année, non pas tout à fait arbitrairement, mais d'après la nature même des faits, créer un vaste plan d'exposition des grands sujets cliniques. On doit, à l'occasion des anesthésiations si nombreuses aujourd'hui, exposer parallèlement aux faits cliniques, et en la tirant des faits eux-mêmes, cette science spéciale qui permet de supprimer la douleur, et pour laquelle il ne peut y avoir assez d'enseignements et de réflexions cliniques. Et pourquoi ne pas, à l'exemple de nos maîtres à tous, emprunter parfois, franchement, à la pathologie certaines de ses études, lorsque, par suite de la nécessité d'exposer son enseignement en plusieurs années, le professeur de pathologie laisse volontairement dans l'ombre des sujets très-importants? Après avoir reçu de l'honorable professeur de pathologie chirurgicale l'indication de son plan, pour 1873-1874, j'ai abordé largement la théorie à l'occasion de certains faits cliniques très-graves, et c'est ainsi que j'ai traité, les autopsies cadavériques y aidant, hélas! du classement des tumeurs, de l'érysipèle, de la septicémie, de la pyohémie et de la pourriture d'hôpital. L'an prochain, mon honorable confrère devant traiter ces hauts sujets d'études, je me garderai bien d'en faire une aussi large exposition qu'en 1873-1874, mais je développerai alors d'autres parties qui devront dans son programme rester forcément à l'écart.

Le cadre de l'enseignement ainsi tracé permet de présenter dans des leçons orales un vaste enseignement clinique dont les diverses étapes prennent l'année tout entière et qui offre aux étudiants dits stagiaires le moyen de revenir sérieusement sur leurs études cliniques antérieures, avec la certitude de rencontrer une marche continue dans un cercle presque complet.

Il me semble convenable d'ajouter quelques détails qui complètent les énumérations qui ont précédé.

Je n'ai pas à exposer, ici, le nombre et la nature des faits chirurgicaux qui ont été observés, puisque ces renseignements constituent, en très-grande partie, les sommaires qui vont suivre et qui contiennent non-seulement les faits étudiés dans les salles de l'hôpital, mais aussi les faits importants qui ont été observés à la consultation gratuite. Parfois, en outre de ses ressources habituelles, cette consultation a permis d'ajouter un contingent précieux et tout spécial à mon enseignement. Médecin des chemins de fer de l'Est et chargé, chaque année, de plus de 2,000 malades ou blessés, j'ai pu faire paraître à la consultation de Saint-Léon quelques faits chirurgicaux importants, étudiés préalablement en ville, et dont les étudiants de la Faculté ont pu ainsi profiter.

Les sommaires des leçons indiquent, à l'occasion des faits étudiés en 1873-1874, les conclusions de plusieurs travaux et certaines initiatives du professeur. En ce qui concerne la science de l'anesthésiation, ont été exposés les résultats d'études sur chacune des parties de cette science et, plus spécialement, il a été fait mention de l'éthérisation rectale; des lois relatives à la progression de l'anesthésie périphérique; de l'anesthésiation durant l'opération césarienne, et en vue du traitement du tétanos et de la rage; des températures dues à l'éthérisme; de la production de la glucose dans le liquide urinaire; de l'absence de frisson due à l'anesthésie; de l'anesthésie locale. Les symptômes principaux qui permettent de diagnostiquer les diverses périodes de l'éthérisme et de guider le chirurgien, en vue d'éviter des accidents, ont été, tout particulièrement, l'objet d'une sérieuse exposition. Pour les fractures ont été cités quelques cas rares, et certains appareils pour les fractures de clavicule et pour celles de la cuisse, du bras et de l'avant-bras ont été démontrés. L'opération du strabisme, la section du tendon d'Achille en vue de la réduction de certaines fractures de jambe, l'ablation des amygdales, la dilatation rapide de l'urètre chez la femme, en vue de l'extraction de calculs, etc., etc., ont été, aussi, l'occasion d'indications spéciales tirées des travaux du professeur.

Les opérations principales pratiquées par moi, en 1873-1874, ont été les suivantes : Onze amputations dont sept amputations de cuisse; neuf ablations de tumeurs graves; opération de la hernie étranglée; taille latéralisée; réductions ou tentatives de réduction relatives à six luxations. Je dois encore ajouter à l'indication de ces faits celle d'une très-remarquable opération d'uraniscoplastie pratiquée par M. le professeur Michel sur l'un de ses malades admis dans mon service.

Pendant l'année scolaire 1873-1874 j'ai mis en usage, trente fois, l'anesthésiation à l'aide du chloroforme. L'emploi clinique de cet agent a été le point de départ de la partie de mon enseignement relative à la science de l'anesthésiation. En prenant pour texte de mes réflexions cliniques les faits les plus importants présentés par chaque sujet anesthésié, je suis parvenu à exposer cette science tout entière, en évitant une longue succession de leçons spéciales. Lorsque ce genre d'enseignement a eu lieu, par exception, j'ai fait une conférence, en dehors des jours réglementaires.

Lors de certaines amputations, celles de cuisse par exemple, considérées d'ordinaire comme opérations très-simples, j'ai utilisé les faits autant qu'il m'était possible, et de sérieuses études se sont trouvées réunies au même moment, relatives à : l'anesthésiation, la recherche des températures dues à l'éthérisme, l'emploi de la méthode hémostatique du professeur Esmarch, le procédé opératoire, le pansement avec le coton ouaté, études devant mener à la solution de bien des problèmes divers.

J'ai dit comment, après la description des faits particuliers, je reproduisais ces faits en les groupant. J'ai pu, ainsi, énoncer les traits principaux des diathèses les plus importantes.

Un lien visible pour les esprits attentifs a constamment réuni et classé les faits nombreux fournis par un hasard apparent. En relisant ces sommaires, écrits jour par jour, je vois plus que tout lecteur, certainement, combien encore mes expositions cliniques peuvent être perfectionnées; mais l'assiduité des étudiants, leur zèle et l'expression écrite de leurs sentiments me donnent la conviction que la méthode d'exposition que j'ai suivie a produit de sérieux résultats en 1873-1874.

§ III.

Des cliniques chirurgicales actuelles.

J'ai donné, au § I, l'historique rapide des services hospitaliers à Nancy depuis un demi-siècle; quelques mots relatifs à l'enseignement compléteront ce sujet. De 1822 à novembre 1872, l'École secondaire et l'École préparatoire de médecine ne possédèrent qu'une seule clinique médicale et qu'une seule clinique chirurgicale, ayant chacune un professeur titulaire. Mais, en 1855, la création de professeurs adjoints et de professeurs suppléants de clinique modifia, profondément, la constitution primitive de l'enseignement, en permettant à de nouveaux fonctionnaires d'y être associés. Directeur de l'École, à cette époque, je crus, avec mes collègues, qu'il était utile, à l'aide d'organes nouveaux, de doter les cliniques d'un surcroît d'enseignement, et en même temps de former un nombre plus considérable de chirurgiens et de professeurs. Dans ce double but, pendant seize ans, je confiai mon service chirurgical, durant le deuxième trimestre de chaque année scolaire, et pendant les vacances, à MM. Grandjean et Émile Parisot, devenus successivement professeurs adjoints, et, à plusieurs reprises, un intérim fut rempli par MM. Bertin, A. Claude, Lallement et Valentin, professeurs suppléants ou chefs de clinique attachés à mon enseignement.

La tradition d'alternance créée, ainsi, dans la clinique chirurgicale fut établie, également, pour la clinique interne. Lorsqu'en novembre 1872, les deux cliniques relevèrent de la Faculté de médecine, une alternance par semestre fut instituée, dans chaque clinique, entre les deux professeurs de clinique médicale et les deux professeurs de clinique chirurgicale.

Ce fut seulement en novembre 1873 que la Faculté put offrir à ses étudiants un double enseignement médical et un double enseignement chirurgical. Cette mesure fut rendue possible lorsque l'administration des hôpitaux confia à la Faculté un service médical resté jusqu'alors, à Saint-Charles, indépendant de l'enseignement clinique, et lorsque le nombre des lits du service chirurgical put être augmenté, au moment du transport des blessés à l'hôpital Saint-Léon. Cet accroissement de l'enseignement clinique a une grande signification, car dans la mesure réalisée, pendant la dernière année scolaire, se trouve la preuve que la Faculté de médecine de Nancy, tout en donnant un magnifique développement scientifique à ses laboratoires, procurera, aussi, à ses étudiants une instruction pratique complète. Je désire que les sommaires qui vont suivre justifient le dédoublement de la clinique chirurgicale. Je l'espère, mais ma situation personnelle m'interdit de l'affirmer.

Je crois devoir terminer ce travail par deux réflexions. Si l'on admet la méthode de l'enseignement chirurgical telle que je l'ai exposée, il semble évident que l'extension de l'élément chirurgical ne permet plus de conserver, désormais, une seule clinique. Déjà en 1871-1872, et en 1872-1873, à Saint-Charles, la tâche du professeur me paraissait difficile, à raison du nombre des blessés, et, cette année même, lorsque par suite de circonstances imprévues j'ai été chargé des deux services cliniques à la fois, j'ai senti cette conviction s'accroître encore. Mais si une clinique trop considérable doit laisser à désirer, selon moi, au point de vue de l'enseignement, je dirai, aussi, mon opinion sur les cliniques trop restreintes. Elles risquent de manquer d'animation, malgré des efforts permanents et considérables de la part des professeurs. J'ai dit, en commençant, quel était l'avenir réservé aux cliniques chirurgicales de Nancy, mais le moment présent est une véritable époque de transition qu'il faut se hâter de traverser. On y parviendra, facilement, en réalisant, à bref délai, les vues générales émises, à la fin de l'année 1873, par la Commission administrative des hôpitaux, c'est-à-dire en ajoutant, immédiatement, à l'hôpital Saint-Léon dix lits de plus en faveur des indigents. Cet accroissement de lits, en donnant satisfaction aux besoins actuels des populations, assurera en même temps, d'une manière certaine, le développement de l'instruction chirurgicale à la Faculté de médecine de Nancy (1).

(1) Au moment où cette page va être imprimée, un nouveau projet émané de la Commission administrative des hôpitaux civils, est soumis à l'examen du Conseil municipal de Nancy. D'après ce projet, l'hôpital Saint-Léon doit recevoir deux cents lits destinés à la chirurgie.

INDICATION SOMMAIRE

Des sujets traités à la leçon faite à l'amphithéâtre des cliniques, deux fois par semaine. Indication des opérations pratiquées et des autopsies cadavériques (1).

I. — 6 Décembre 1873 (2).

Leçon d'ouverture. De la préparation à la clinique chirurgicale. Buts à atteindre par la clinique. Idées générales qui dominent l'enseignement du professeur. Sources de l'instruction clinique. Devoirs des étudiants et devoirs du professeur.

9 Décembre, *à la consultation.*

Réduction d'une luxation intracoracoïdienne droite, produite par cause directe. Emploi du procédé de White.

A l'amphithéâtre.

Extirpation d'une tumeur (formes squirrheuse et encéphaloïde) située au bras gauche (n° 6, salle Sainte-Cécile). Anesthésiation par le chloroforme. Étude de la température sous l'influence de l'agent anesthésique. Vomissements dus à l'anesthésiation.

II. — 13 Décembre.

Leçon sur le fait individuel précédent (tumeur du bras). Exposé des faits reconnus au microscope, après l'opération, et confirmant le diagnostic. De la science de l'anesthésiation. Du fait principal : anesthésie. Exposition des lois de la manifestation progressive de l'anesthésie périphérique reconnues, en 1847, par le professeur. De la période chirurgicale durant l'emploi des agents anesthésiques. A l'occasion des vomissements qui ont

---

(1) Les leçons orales sont indiquées par des chiffres romains.

(2) La date du 6 décembre indiquant le commencement de mes leçons orales, pendant l'année scolaire 1873-1874, nécessite une explication. A raison des constructions et des réparations exécutées à l'hôpital Saint-Léon, le transport des blessés dans cet établissement commença seulement à la fin de novembre 1873, et le premier service établi a Saint-Léon fut ouvert, immédiatement, par mon collègue M. le professeur Rigaud. La clinique qui m'est confiée fut constituée seulement le 4 décembre.

duré pendant 30 heures, examen de la fonction gastro-intesti-
nale pendant et après l'anesthésiation. Les vomissements, sans
danger pour l'économie, sont un motif de recul de l'anesthésie.

15 Décembre, *à la consultation.*

Extirpation d'un épithélioma de la lèvre inférieure chez un
homme.

III. — 16 Décembre.

A l'occasion de la tumeur enlevée le 9 décembre (n° 6, salle
Sainte-Cécile). Diagnostic différentiel et classification des
tumeurs. *Théorie cellulaire.* Idées de Schleiden, Schwann, Mül-
ler, Virchow, Cohnheim, Rindfleisch. Néoplasie pathologique.
Spécificité du cancer. Idées de Lebert, Robin, Broca, Verneuil,
Follin. Exposition de la division des tumeurs par Follin. Pseudoplasmes homœomorphes ; pseudoplasmes hétéromorphes.
Questions d'hérédité, de prédisposition, de diathèse. Statistique
des récidives dressée dans le service du professeur. Applications à l'opérée du 9 décembre.

20 Décembre, *à la consultation.*

Réduction d'un paraphimosis. (Adulte.) — Procédé de la compression progressive.

A l'amphithéâtre.

Ablation d'un carcinome épithélial très-considérable datant de
27 ans, situé à la région occipitale chez une femme âgée de
37 ans (salle Sainte-Cécile, n° 7); poids un demi-kilogramme
Photographie obtenue avant l'opération. Anesthésiation. Recherche des températures pendant l'éthérisme'. Hémorrhagie
très-grave menaçant la vie de la malade ; compression des caro-
tides ; collapsus très-inquiétant pendant 10 minutes, nécessitant
la suspension de l'opération; absence du pouls radial; moyens
employés ; élévation des membres inférieurs. Ablation terminée
complétement.

21 Décembre.

Première autopsie cadavérique. — Phthisique atteint de fistule
anale.

IV. — 23 Décembre.

Leçon relative à l'opérée du 20 décembre (carcinome épithélial). Notions sur l'épithéliome. Opinions de Follin, Virchow,
Rindfleisch. Divisions symptomatologiques. La tumeur enlevée
était de nature pavimenteuse (Rindfleisch). Présentation de
la tumeur. Le microscope a confirmé le diagnostic primitif,
ébranlé un instant par l'aspect de la tumeur, immédiatement
après l'opération. Lecture de l'observation rédigée par l'interne
M. Guillaume. Motifs de l'opération malgré les contre-indications. Difficultés prévues. Choix de l'opération à l'aide du bis-
touri. Trois glandes du cou respectées. Plaie définitive ayant,
dans ses deux diamètres, 11 centimètres d'étendue.

V. — 27 Décembre.

Suite de la leçon précédente relative à l'opérée du carcinome
épithélial. Le lendemain de l'opération : difficulté de déglutition; craintes non motivées de tétanos. Conséquences de l'anesthésie : absence de frisson, preuves statistiques ; rareté de
l'urine pendant 24 heures, preuves statistiques. Du collapsus
observé pendant l'opération. De l'influence des agents anesthésiques sur les fonctions circulatoire et respiratoire.

VI. — 30 Décembre.

Notions complémentaires relatives à deux fractures du bassin.
1° Fractures du bassin. A (n° 1, salle Saint-Jean). Large fragment transversal formé par le bord iliaque droit. Traitement par
la seule, position des membres pelviens fléchis. Nul accident.
Sortie le vingt-huitième jour de l'hôpital, avant guérison.

B. A la consultation. Suites d'un coup de feu ; deux balles
entrées à l'aine droite ; sortie des projectiles par la fesse. Fracture du pubis droit. Rectum perforé. Extraction, par M. Simonin,
d'une esquille par l'anus, en juin 1872. Persistance des fistules.

C. Rappel de deux observations de la clinique : a, Fracture
perpendiculaire de l'iliaque gauche près du sacrum, simulant le
déplacement de cet os en avant. Guérison sans accident. b, Fracture comminutive du pubis et de l'ischion droits. Phlébite. Infection purulente. Mort. (Observation publiée.)

2° Fistule à l'anus. A (n° 5, salle Saint-Jean). Abcès périrec-.
tal. Dilatation par une mèche. Phlegmon circonvoisin. Résolution; fermeture de la fistule borgne sans opération. B (n° 19,
salle Saint-Jean). Fistule anale chez un phthisique. Mort rapide.
Résultats de l'autopsie cadavérique pratiquée le 21 décembre.
Cavernes aux poumons. Foie gras. Ulcérations intestinales, les
unes très-vastes, les autres de petites dimensions. Fistule moti-
vée par une ulcération. Théorie de cette fistule. Exposition des
indications et des contre-indications à l'opération chez les phthi-
siques. Du mode opératoire de la fistule, en général.

1er Janvier 1874.

Deuxième autopsie cadavérique. Blessé atteint de fracture
de cuisse, de vaste gangrène et de septicémie rapide.

3 Janvier.

Anesthésiation à l'aide du chloroforme, en vue du diagnostic d'une lésion grave du coude. Luxation et fracture de l'humérus non constatées; fracture de l'extrémité supérieure du radius
seule reconnue. Le fragment supérieur, très-court, est resté en
place. Le fragment inférieur, entraîné par le biceps, est porté
en dedans. Avant-bras fortement fléchi sur le bras. Main portée
vers la clavicule. Bandage *ad hoc*. Peu après, bandage silicaté.
Recherche des températures aux diverses périodes de l'éthérisme.

6 Janvier.

Amputation de la cuisse gauche pour une carie de l'articulation du genou (n° 9, salle Saint-Jean). Anesthésiation. L'o-
péré a rêvé qu'il se levait et qu'il se frappait la tête contre une
muraille. Recherche des températures. Méthode circulaire de
Dupuytren, modifiée. Pansement avec le coton. Examen de la partie malade. La situation de la rotule adhérente au fémur donnait,
à tort, l'idée d'une luxation incomplète de la jambe en arrière.

7 Janvier.

Luxation complète de l'avant-bras en arrière, datant de 70
jours, chez un enfant âgé de 11 ans. Anesthésiation. Recherche
des températures. Insuccès des tentatives de réduction par le pro-

cédé classique. Emploi du procédé de M. le professeur Rigaud, mis en usage par lui-même. **Réduction** du cubitus. Luxation du radius non réduite.

VII. — 10 Janvier.

Faits individuels relatifs à trois fractures de la diaphyse du fémur. Quelques mots sur la statistique des fractures du corps du fémur, à Nancy. Leur forme oblique presque constante. A. Premier fait relatif à deux fractures (n° 3, salle Saint-Jean) observées, successivement, sur le même fémur droit. Traitement de la première fracture, par l'appareil à flexion de M. Simonin, suivi d'un raccourcissement de quatre centimètres. Traitement de la deuxième fracture dans l'extension, appareil de Scultet, suivi d'un nouveau raccourcissement de deux centimètres.

B. Deuxième fait. Hémiplégie suivie d'un dérangement intellectuel. Tentatives de suicide ; à la suite de la dernière tentative, fracture oblique du fémur à la partie moyenne, causée par le passage d'une roue de voiture pesamment chargée (n° 14, salle Saint-Jean). Impossibilité d'obtenir la réduction dans l'extension, le fragment supérieur faisant une saillie considérable dans cette position. Dans la flexion du membre, au contraire, apparence de la réduction. Emploi immédiat de l'appareil à flexion de M. Simonin. Gangrène cutanée, considérable, rapide, s'étendant à la région du bassin; délire; mort le quatrième jour après l'accident. Résultats de l'autopsie cadavérique pratiquée le 1ᵉʳ janvier : Vastes déchirures musculaires; les deux fragments osseux, à coupe oblique, ne peuvent être mis en contact. Congestions pulmonaires ultimes; cœur avec incrustations valvulaires. Artères du cerveau athéromateuses ; nombreux foyers hémorrhagiques anciens; ulcération cérébrale, incolore, paraissant consécutive au ramollissement cérébral.

Exposition des difficultés qui, dans le traitement de la fracture du fémur, résultent de la fracture ; indication des difficultés qui se rapportent aux fonctions de l'intestin et de la vessie. Idée générale des méthodes de traitement, dans l'extension, par l'extension, par la flexion. Indication des appareils principaux imaginés dans chacune des méthodes. Quelques faits importants rapportés à l'appui. Des lits associés aux appareils à fractures. Lits de Theden, de Daujon. Imperfection de ces appareils.

VIII. — 13 Janvier.

Suite de la leçon du 10 janvier. Sans être exclusif, en général choix de la flexion pour le traitement de la fracture de la diaphyse du fémur et de son col. Opinions diverses sur l'extension : Richerand, Boyer, Marjolin. Sur la flexion : Hippocrate, Galien, Boerhaave, Fabrice de Hilden, Ch. Bell, Earle, Lassus, Amsburg, Scharp, Pott, Sabatier, Dupuytren, Lisfranc, J. Cloquet, A. Bérard. Énumération des muscles sur lesquels la flexion agit d'une manière favorable. Insuccès des premières tentatives de Dupuytren avec des oreillers, en 1833. Double plan incliné; ses inconvénients. Appareil de M. Simonin, en 1845, surmontant, à la fois, les difficultés offertes par les fractures et celles qui résultent des fonctions alvines. Description complète de l'appareil. (Réunion d'un très-large plan incliné, fixé au lit Daujon modifié, avec addition, au besoin, de divers moyens contentifs.) V. *Thèse* du Dr Bergé, étudiant de Nancy, sur cet appareil, en 1860. De 1845 à 1873, 70 cas traités par l'appareil de M. Simonin, y compris les faits récents des numéros 3 et 14, Saint-Jean, indiqués le 10 janvier. Construction peu coûteuse de l'appareil, dans la clinique de ville; ses avantages, ses imperfections sous le rapport de la construction. Appareils solidifiés comme adjuvants employés chez le malade n° 3, Saint-Jean. Appareil de Scultet chez le n° 14, avec attelles articulées.

IX. — 17 Janvier.

Complément de trois faits observés à la consultation.

1° Luxation intracoracoïdienne, datant de vingt-quatre heures, causée par un choc contre l'épaule droite. Sa place dans les classifications. Indication de tenter la réduction sans l'emploi des anesthésiques dans les luxations récentes; motifs à l'appui. Indication des divers procédés. Réduction par le procédé de White. Nombre considérable de réductions, par M. Simonin, à l'aide de ce procédé.

2° Onyxis ancien guéri, en quelques jours, par deux applications de perchlorure de fer. Tentatives antérieures à ce procédé faites par M. Simonin avec une pommade à l'oxyde de zinc. Supériorité du perchlorure de fer; son emploi dans des cas nombreux. Dans un cas, vingt-cinq applications nécessaires. Des cas de plus en plus rares d'arrachement de l'ongle. Procédé d'arrachement du Dr Néret, de Nancy, mis en première ligne. Description. De l'anesthésie locale préalable. Glace et sel. Sulfure de carbone, indiqué par M. Delcominète, employé pour la première fois, comme réfrigérant, en 1866, à la clinique de M. Simonin, avec résultats satisfaisants.

3° Cas rare de deux fractures causées par une chute du haut d'une locomotive sur un angle formé par une pile de rails. (Clinique des chemins de fer de l'Est.) Fracture transversale de l'os malaire gauche. Fracture du maxillaire supérieur gauche, avec ouverture de l'antre d'Hygmore. Guérison avec difformité de l'os malaire, après deux mois. Discussion des faits. Cas rare, publié, en 1838, par M. Simonin, d'un enfoncement du maxillaire supérieur gauche. (V. Malgaigne.)

X. — 20 Janvier.

Complément de quelques faits observés dans les salles.

A. Coup de feu tiré dans la bouche (suite de), salle Saint-Jean, n° 13. Perforation de la voûte palatine à gauche. Projectile non retrouvé. Intégrité apparente de la membrane du tympan. Sortie du blessé, sans accidents, après cinq jours de séjour à la clinique. Suites des perforations de la voûte palatine.

B. Deux cas de fracture de côte, par cause directe (n°s 11 et 15, Saint-Jean). Reprise du travail le douzième et le quatorzième jour. Repos prescrit comme seul traitement.

C. Mal perforant du pied (n° 10, Saint-Jean). Étiologie reconnue dans la présence d'une tumeur osseuse de la face plantaire, ramenant sans cesse, lors du travail, la contusion, l'ulcération et la gangrène de la peau, toujours guéries par le repos et par les applications émollientes.

D. Démonstration sur un individu, atteint d'ancienne fracture du fémur, de la méthode hémostatique du professeur Esmarch, de Kiel, annoncée le 18 avril 1873, vulgarisée par

MM. Billroth et Herrgott. Historique de la question. Garot, son utilité lors de cas exceptionnels. Essais de Grandesse Silvestri en 1801. Bandes mouillées de Langenbeck. Liens en caoutchouc de Chassaignac. Élévation des membres inférieurs préalable aux opérations, par le D¹ Guyon. Appréciation théorique des avantages et des inconvénients de la méthode d'Esmarch. Limitation de son emploi aux opérations pratiquées sur les membres. Réserve théorique sur le maintien du garot élastique, lors de la ligature des artères secondaires, et nécessité probable de la cessation de la constriction circulaire.

23 Janvier.

Kyste sous-cutané à l'avant-bras droit (n° 4, Saint-Jean). **Extirpation** par le procédé appliqué par M. Simonin aux kystes du cuir chevelu. Résultats inflammatoires inquiétants. Guérison.

24 Janvier.

Amputation de l'avant-bras droit, pour une carie de l'articulation radio-carpienne, chez un homme phthisique, en vue de faire cesser son internement (n° 9, Saint-Jean). Cas antérieur analogue à l'appui, suivi d'un résultat bien satisfaisant. Anesthésiation. Recherche des températures. Composition d'un appareil d'Esmarch. Application de la méthode. Résultats remarquables. Membre supérieur, exsangue, offrant la pâleur cadavérique. Dissection, sans l'apparition d'une seule goutte de sang, de trois lambeaux considérables de peau destinés à des greffes sur la plaie d'une opérée de carcinome épithélial. Pour trouver les artères radiale et cubitale sur la section exsangue de l'avant-bras, nécessité d'enlever le lien circulaire placé sous l'aisselle. Faits principaux dus au chloroforme. Réaction musculaire considérable au début. Résolution des muscles de la mâchoire inférieure. Dilatation des pupilles. Réunion de la plaie par le diachylum. Pansement avec le coton.

25 Janvier.

Luxation complète de l'avant-bras droit en arrière, suite de chute sur le coude, datant de quarante et un jours, chez une femme adulte. Dans la semaine qui a précédé l'entrée à la clinique, deux tentatives de réduction, dont une à l'aide de mouffles. **Anesthésiation. Réduction** partielle par le procédé classique, rendue complète, pour le cubitus, par le procédé de M. le professeur Rigaud. La main est amenée et maintenue contre la clavicule. Pendant l'anesthésiation, nul vomissement, malgré la plénitude de l'estomac. Perversion intellectuelle joyeuse précédant la suspension de l'intelligence. Cette malade porte au côté gauche une luxation incomplète du cubitus seul, survenue au moment où la malade, tenant entre les mains un cuveau, glissa et se frappa le coude contre la muraille, sans chute, toutefois, et sans abandonner ce qu'elle portait.

26 JANVIER.

Broiement des deux jambes par les roues d'une locomotive; perte abondante de sang et grand affaissement. Pouls insensible. Frisson. Emploi d'une potion cordiale. Anesthésiation. Recherche des températures. Émission par l'anus de gaz d'une fétidité cadavérique. Emploi successif sur chaque jambe de la méthode hémostatique d'Esmarch. **Amputations successives des deux jambes.**

XI. — 27 JANVIER.

Résultats des trois applications de la méthode hémostatique d'Esmarch. (V. *Amputation de l'avant-bras*, le 24 janvier. — V. *Amputation des deux jambes*, le 26 janvier.) Deux amputations de jambe successives. Pour la jambe droite, tentative de compression générale, circulaire, avant l'anesthésiation; la douleur fait échouer cette tentative. La compression et l'application du garot élastique sont donc faites pendant l'anesthésie. Muscles flasques par suite de sections opérées, préalablement, lors du broiement de la jambe. La peau est décolorée, mais non d'une manière tranchée, à raison de la décoloration générale. État exsangue de la plaie. Deux ligatures principales opérées. Pour la ligature des artères secondaires, il faut cesser la compression à l'aine. Trois artères secondaires liées. Hémorrhagie en nappe abondante; arrêt du sang avec des éponges. Pour la jambe gauche, même application de la méthode d'Esmarch. Trois ligatures faites sur une plaie exsangue. Après la suppression du garot élastique, hémorrhagie abondante, en nappe, par les muscles et par la partie interne du canal du tibia. Une ligature faite encore. Après les deux amputations, manchettes cutanées maintenues redressées à l'aide du coton. Retour de la contractilité des muscles. Pansement au coton, sans bandelettes de diachylum. Dans la journée de l'amputation, hémorrhagies. Deux ligatures faites au membre droit; une ligature faite au membre gauche. Le lendemain, hémorrhagies nouvelles. Plaies exposées à l'air. Boulettes de charpie comprimant les plaies. Cessation totale de l'hémorrhagie.

29 Janvier.

Phimosis chez un adulte. (Clinique du chemin de fer de l'Est.) Anesthésiation par le chloroforme. Perversion intellectuelle précédant la suspension de l'intelligence. Hallucination de l'ouïe; bruit de sifflet dans les oreilles. **Emploi d'un procédé nouveau** consistant dans l'incision dorsale du prépuce et dans la résection sous-cutanée, à droite et à gauche de l'extrémité de l'incision, d'un petit lambeau triangulaire de la muqueuse du prépuce. Cette opération simule le procédé de résection ovalaire.

XII. — 31 Janvier.

Complément de quelques faits observés à l'amphithéâtre et ayant motivé des opérations. Trois luxations de l'avant-bras. A. Luxation complète de l'avant-bras droit, en arrière, chez un enfant, datant de soixante-dix jours (V. Sommaire du 7 janvier), due à une chute. Irréductibilité de l'extrémité supérieure du radius. Altération de l'articulation, mouvements douloureux; crainte de demi-flexion du membre par suite d'hypérostose. Avis, reçu récemment, que l'humérus a été fracturé, partiellement, près de l'articulation.

B. Luxation complète de l'avant-bras droit en arrière, datant de quarante et un jours (V. 25 janvier), suite d'une chute sur le coude, chez une femme, jeune encore. Extrémité supérieure du radius non réduite. Après que la main a été, pendant plusieurs jours, placée contre la clavicule du côté malade, position de l'avant-bras fixée à angle droit. Altération de l'articulation par hypérostose; mouvements douloureux, de moins en moins étendus, et probabilité de non-flexion complète.

C. Luxation incomplète du cubitus gauche (même sujet) datant de trois années, sans luxation du radius, après un choc contre une muraille. Le temps considérable écoulé depuis la production de cette luxation a paru une contre-indication à toute tentative de réduction.

Remarques sur l'étiologie des luxations de l'avant-bras par les chocs, sur les causes d'erreur du diagnostic, les difficultés de réduction pour les luxations anciennes, et sur les résultats définitifs le plus souvent incomplets.

Science de l'anesthésiation. Modifications des sens, de l'intelligence, de la conscience et de la volonté. Rêves dont le souvenir est conservé; hallucinations. Amputé de cuisse, n° 9, Saint-Jean (V. 6 janvier). Réduction de luxation de l'avant-bras, n° 4, Sainte-Cécile. (V. 25 janvier). Opéré de phimosis (consultation). (V. 29 janvier.)

2 Février.

Troisième autopsie cadavérique. Malade atteint de vastes eschares, de plaies étendues; fémur mis à nu. Frissons avant l'entrée du malade à la clinique. Mort de pyohémie.

XIII. — 3 Février.

Faits relatifs au malade autopsié la veille. Symptômes primitifs de syphilis à Rome; symptômes secondaires en Algérie. Hémiplégie datant de quelques années. Eschares considérables. Fémur mis à nu dans les deux tiers externes de son étendue. Trois frissons avant l'admission du malade à Saint-Léon. Un seul frisson nouveau après l'entrée. Douleur dans la fosse iliaque gauche. Pyohémie. Traitement très-tonique. Mort le sixième jour après l'entrée. Autopsie cadavérique. Phlébite avec obstruction de la veine iliaque gauche. La veine, adhérente aux parties voisines, laisse, après son incision, voir un foyer de ramollissement puriforme mais non de vrai pus. Il n'existe aucun abcès dans les divers organes. Artères athéromateuses. Foie légèrement graisseux. Atrophie rénale. Méninges œdémateuses; pie-mère légèrement épaissie comme chez les sujets alcoolisés.

Nulle compression de la moelle. Nulle altération visible du système nerveux.

Science de l'anesthésiation. Symptômes dus à l'anesthésiation, observés dans l'appareil musculaire. Nᵒ 19, Saint-Jean; anesthésiation pour diagnostic de fracture; raideur musculaire des membres droits. N° 4, Sainte-Cécile; anesthésiation pour réduction de luxation de l'avant-bras (femme adulte); opisthotonos léger. N° 9, Saint-Jean; amputation de la cuisse; excitation générale musculaire. N° 3, Saint-Jean; amputation des deux jambes; agitation musculaire générale; retour de la tonicité après le relâchement des muscles coupés. Complément des notions relatives aux grandes fonctions. Des fonctions de l'utérus durant l'anesthésie. Cas très-remarquable cité de la conservation des contractions utérines normales, pendant une opération césarienne faite durant une période chirurgicale complète et prolongée due à l'anesthésiation, avec le chloroforme, pratiquée par M. Simonin. Des sécrétions : larmes, salive, sécrétions muqueuses, bronchiques, et, en particulier, de la sécrétion du lait; expérience sur un animal.

7 Février.

Choc considérable par un bloc de pierre. Fracture du condyle interne du fémur gauche, avec luxation incomplète, en dedans, de la jambe, datant de vingt et un jours. Impossibilité de réduction par des tractions opérées par deux aides. Anesthésiation. Recherche des températures. Emploi de huit aides. **Réduction de la luxation et de la fracture.** Par suite de cette réduction, restitution au membre de quatre centimètres de longueur. Application immédiate de la gouttière plâtrée du professeur Herrgott.

9 Février.

Quatrième autopsie cadavérique. Amputé des deux jambes, mort treize jours après les opérations. (V..Sommaire des 26 et 27 janvier). Poumon droit offrant un état crétacé dans une étendue de deux centimètres. Viscères présentant l'état normal. Abcès au poignet droit, observé quatre jours après l'accident, suite apparente de contusion, offrant une collection considérable de pus, et ayant aidé, peut-être, à la septicémie. Intégrité complète des veines des deux cuisses et de l'avant-bras droit.

XIV. — 10 Février.

A. Complément du fait individuel étudié la veille ; énumération des symptômes de la septicémie ; selles, délire sans frissons. Températures successives relevées par des tracés spéciaux. Comparaison avec les symptômes de pyohémie offerts par le malade autopsié le 2 février, et mort après de nombreux frissons attribués à la pyohémie. (V. 3 février.)

B. Complément relatif à neuf hernies observées. Trois hernies inguinales entérocèles, avec conservation du canal inguinal (n° 3, Saint-Ferdinand ; n° 22, salle Saint-Jean et consultation). Trois hernies inguinales, entérocèles, avec effacement du canal (n° 5 et n° 7, Saint-Jean et consultation). Hernie inguinale (n° 16, Saint-Jean), crue d'abord irréductible, reconnue ensuite engouée, avec altération du sac et du cordon spermatique. Hernie crurale épiplocèle, irréductible, compliquée d'une hernie récente réduite (n° 1, Sainte-Cécile). Hernie ombilicale, entérocèle (n° 2, Sainte-Cécile), réductible. Des moyens palliatifs. Contention des hernies. Examen critique des bandages simples, doubles, français, anglais, et présentation de types exceptionnels tirés d'une collection de bandages.

11 Février.

Amputation du bras droit, pratiquée sur l'amputé de l'avant-bras. (V. Sommaire du 24 janvier.) État de la question. Après une amélioration notable de l'état du poumon (disparition des craquements), enlèvement des bandelettes de diachylum, douze jours après l'amputation de l'avant-bras, motivé par une douleur au moignon ; rétention du pus ; pansements plus fréquents. Le seizième jour après l'opération, 2 frissons. Non-apparition d'érysipèle. Le dix-septième jour, 3 autres frissons. Douleur s'irradiant dans tout l'avant-bras et gagnant le coude, à la partie externe ; lividité et décalorisation du moignon. Incertitude de la cause précise de la pyohémie : ostéo-myélite, ou simple phlébite interne ? Idée de supprimer le foyer purulent quel qu'il soit par une amputation du bras. Anesthésiation. Phases redoutables de collapsus traversées. Pouls paraissant d'abord à la période dite de transition, 60 pulsations ; puis période de collapsus ; relâchement des masseters ; dilatation des pupilles. Élévation des membres inférieurs. Amputation circulaire, sans l'emploi de la méthode d'Esmarch, sans dissection de la peau ; sang perdu en assez grande quantité ; pansement sans coton ; nul frisson traumatique immédiatement après l'opération.

XV. — 14 Février.

Suite de la leçon du 11 février. (V. 24 janvier et 11 février.) Procédé d'Esmarch non indiqué lors de l'amputation. Examen partiel de la pièce anatomique. Pas de phlébite. Formation d'un abcès vers le coude. Ostéo-myélite. Recherches incomplètes ; pièce perdue à l'amphithéâtre. Pas de frisson immédiat après l'anesthésiation ; urine peu abondante. Cinq frissons de pyohémie dans la journée même de l'amputation et un le lendemain. Quarante-huit heures après l'anesthésiation, saveur de chloroforme et odeur à l'haleine (régime tonique et diurétique). Teinte ictérique ; expectoration purulente ; pouls, 108 ; 32 respirations. Diagnostic et pronostic : pyohémie ; mort prochaine ; abcès au poumon, abcès au foie. Des diverses causes de frissons. Salle Saint-Jean. Nᵒˢ 4 et 17, érysipèle infectieux. Nᵒ 17, abcès. Nᵒ 20, phlébite iliaque. Nᵒ 9, pyohémie suite d'ostéomyélite. Théorie de la pyohémie. Historique. Velpeau, Bonnet, Sédillot. Symptômes. Causes multiples. Des divers traitements. Un fait de pyohémie observé par M. Simonin durant plusieurs mois, terminé par la mort après une seule introduction du pus d'une plaie au pied. Un fait rare de guérison. (V. Décade chirurgicale.) Des indications spéciales du professeur Sédillot dans la pyohémie. Le fer rouge appliqué, infructueusement, au fond de la plaie due à une amputation du bras, à Saint-Charles. Fait remarquable de suppression du frisson, à Saint-Charles, en 1873, après l'amputation d'une jambe très-malade. (Abcès trouvé dans le mollet.) Quelques semaines après cette amputation, ostéomyélite, pyohémie et mort.

15 Février.

Amputation circulaire de la cuisse gauche. Homme. 56 ans. Santé extrêmement altérée par des habitudes alcooliques. Le 14 février, ivresse. Voie ferrée suivie par erreur. Jambe broyée par un train, pendant la soirée. Exposition au froid et à la pluie. Amputation faite, sans dissection de la peau sous forme de manchette, le lendemain matin. Anesthésiation. Recherche des températures. Essai du garot élastique d'Esmarch, sans compression générale préalable. Arrêt de la circulation. Ligature de la crurale exsangue, mais hémorrhagie veineuse extrêmement abondante. Ligature de quatre veines. Pansement au coton. Nulle hémorrhagie consécutive.

XVI. — 19 Février.

Conférence supplémentaire. A. Des rétrécissements de l'urètre. Fait individuel (n° 19, Saint-Jean). Gonorrhée à 23 ans; altérations urétrales à 52 ans. Du rétrécissement urétral consécutif à la gonorrhée. Symptômes rationnels. Symptômes locaux. Théories des rétrécissements. Les diverses théories mènent, successivement, à des traitements divers. Méthode par la cautérisation; méthode de Ducamp. Méthode par la dilatation. Dilatation graduelle; ses moyens. Dilatation rapide; procédés et instruments de Mayor et de M. Rigaud. Au cas particulier, procédé de la dilatation progressive et lente. Quatre tentatives sans succès. 5e tentative suivie d'écoulement de sang. Le malade sort de l'hôpital, sans modification de son état.

B. Fracture directe de la partie moyenne de la cuisse droite chez un enfant âgé de 10 ans, par suite du passage d'une roue de voiture. Gonflement. Traitement dans l'extension; appareil de Scultet pendant 8 jours. Nulle trace de contusion. Emploi d'un appareil solidifié (silicate de potasse). Le fragment supérieur est mobile dans l'appareil. L'appareil est enlevé. Difformité considérable reconnue, angle antérieur formé par les fragments. Deuxième application d'un appareil solidifié (amidon), avec attelles en fer-blanc. Résultats insuffisants pour la coaptation. Nouvelle application de l'appareil. Amélioration, mais

3

conservation d'une certaine mobilité de la partie supérieure de la cuisse. Application d'un appareil solidifié (dextrine), avec spica autour du bassin; contension convenable. Difficultés chez les enfants nées de la mobilité et de la petitesse des parties.

20 Février.

Cinquième autopsie cadavérique. Blessé amputé de la cuisse le 15 février, après broiement de la jambe.

XVII. — 21 Février.

1° Résultats de l'autopsie cadavérique pratiquée la veille. La mort, survenue le cinquième jour après l'amputation de la cuisse, a été précédée d'un affaissement rapide, de selles involontaires et de délire. L'autopsie a révélé une ostéomyélite commençante mais n'ayant pu avoir, encore, une action fatale. Nulle autre lésion n'a été reconnue, et la mort paraît avoir eu, uniquement, pour cause l'altération de la santé antérieure, l'accident, les conditions de l'accident et les effets du traumatisme.

2° Examen d'une tumeur molle, apparue vers l'épine iliaque antérieure et inférieure droite, envoyée à la clinique comme étant une hernie entérocèle, directe, réduite avec gargouillement. Le malade vomissait avant l'apparition de la tumeur. Difficultés de croire à cette hernie qui, certainement, n'est ni inguinale, ni crurale. Prescription d'un appareil contentif spécial qui n'est point appliqué, à raison d'une tumeur nouvelle d'apparence inflammatoire survenue dans la paroi abdominale. Présomption d'un abcès par congestion. L'auscultation fait reconnaître des craquements dans le sommet du poumon gauche, surtout au-dessous de la clavicule.

3° Rappel de 8 fractures de l'avant-bras ou du radius observées successivement.

a) Fracture de la partie moyenne du radius (consultation), avec consolidation très-vicieuse.

b) Fracture de l'extrémité supérieure du radius. Anesthésiation en vue du diagnostic. (*V.* Sommaire du 3 janvier.)

c) Trois fractures de l'extrémité inférieure du radius (n° 21, n° 22, salle Saint-Jean et consultation).

d) Quatre fractures des deux os de l'avant-bras (n° 18, Saint-Jean). Plus à la consultation, un homme, une femme et un enfant.

De l'appareil de Desault. — Appareil de M. Simonin, datant de 1843. Deux très-larges attelles débordant de beaucoup les plans latéraux de l'avant-bras et de la main. Une de ces attelles s'étend depuis le pli du coude jusqu'au delà des doigts; l'autre ne dépasse pas, en bas, la région carpienne. Les attelles ne doivent pas être trop légères, ni en bois blanc, pour ne pas subir de déformation, lors de l'emploi des bandes mouillées destinées à leur maintien. Placement de compresses parfois simples, parfois ouatées, parfois en pyramide entre les attelles et l'avant-bras. Parties radiale et cubitale de l'avant-bras laissées, par conséquent, sans compression. Résultats : pas de pronation possible, pendant le traitement; pas de douleur par compression; pas d'antagonisme aux compressions par les attelles, comme dans la compression circulaire qui résulte de l'appareil de Desault. Appareils solidifiés et gouttières plâtrées de M. Herrgott.

22 Février.

Sixième autopsie cadavérique. Malade amputé successivement de l'avant-bras, du bras, et mort de pyohémie. (*V.* Sommaires des 24 janvier, 11 et 14 février.)

24 Février.

A. **Cure radicale d'une hydrocèle** droite opérée antérieurement, sans succès, par une injection iodée. Emploi de la solution classique constituée par : eau distillée, 250 grammes; teinture d'iode, 30 grammes; iodure de potassium, 4 grammes.

B. **Ablation d'un carcinome épithélial** assez considérable au menton. (N° 7, Saint-Jean.) Récidive. Anesthésiation. Recherche des températures. Incision en V ayant 3 centimètres à sa base, commençant à la lèvre inférieure et terminée au-dessous du menton. 3 ligatures d'artère. Réunion par première intention; placement de cinq épingles supportant les sutures entortillées.

25 Février.

Opération d'un paraphimosis, datant de trois jours; adulte; (consultation). Menace de sphacèle sur le point étranglé. Tentative infructueuse de réduction par la compression méthodique et graduée. Deux débridements d'un centimètre et demi d'étendue sur la face dorsale du pénis; réduction opérée facilement. Eau froide en fomentation.

Extirpation de deux loupes du cuir chevelu; procédé de M. Simonin.

26 Février.

Éxercices pratiques. — Examen des yeux de trois malades, à l'aide de l'ophthalmoscope. Application du procédé Sanson pour la recherche de la transparence des milieux de l'œil.

A. (N° 4, Saint-Jean.) Cataracte commençante chez uu homme privé de l'intelligence, apporté à la clinique après une chute grave et envoyé à l'asile de Maréville.

B. Employé du chemin de fer (consultation), atteint d'amaurose gauche, après un choc violent à la tempe gauche par un levier en fer, et, consécutivement, d'amaurose du côté droit. Disparition des phosphènes. Atrophie des vaisseaux.

C. (N° 5, Saint-Jean.) Malade atteint d'ulcère de jambe et présentant à l'œil droit une rétino-choroïdite.

XVIII. — 28 Février.

A. **Ablation d'un lipôme** pesant 240 grammes, datant de 20 ans, situé sur l'épaule gauche d'une femme âgée de 62 ans. Anesthésiation. Recherche des températures. Réunion par 5 sutures entortillées.

B. Énoncé des résultats de l'autopsie cadavérique du malade mort de pyohémie, pratiquée le 22 février. (*V.* Sommaires des 24 janvier, 11, 14 et 22 février.) Confirmation du diagnostic. Teinte ictérique très-prononcée. Tubercules pulmonaires dans le poumon gauche. Abcès énorme et récent au poumon droit. Abcès nombreux et considérables au foie. Pus dans l'articulation scapulo-humérale droite. Absence de pus à l'articulation radio-carpienne gauche, douloureuse pendant les derniers jours. Sang fluide. Rate sans abcès. Abcès non rencontrés dans les muscles et dans le cerveau. Le sang, examiné au microscope, ne contient pas de globules de pus; il renferme un excès de globules blancs, et les globules rouges sont frangés à leur circonférence. Intestins sains. Nulle phlébite extérieure à l'humérus. Ostéomyélite de l'humérus commençante et n'ayant pu encore avoir de résultats toxiques. (Question des acides biliaires introduits dans la circulation générale. MM. Feltz et Ritter.)

Conclusions. Pyohémie consécutive à l'amputation de l'avantbras, antérieure à l'amputation de l'humérus ; frissons consécutifs à ces amputations paraissant motivés, uniquement, par la pyohémie antérieure à la seconde opération. L'amputation de la partie, point de départ de la pyohémie, ne sauve donc pas, certainement, des conséquences d'une pyohémie. Elle ne peut donc être indiquée que si les parties à retrancher sont sans grande importance, comme au cas présent où déjà l'avant-bras était amputé. Les amputations faites au point de vue thérapeutique médical doivent être, par conséquent, excessivement rares.

C. Suite du fait individuel relatif au carcinome épithélial du menton, enlevé le 24 février. Science de l'anesthésiation. Agitation musculaire considérable observée, suite d'anesthésie incomplète. Frisson traumatique immédiat. Sucre trouvé dans l'urine du jour de l'opération, à la dose de $3^{gr},01$ (analyse de M. Ritter) par 1,000 grammes ; 4 jours après l'opération, glucose à la dose de $2^{gr},50$ seulement. Ultérieurement plus de glucose. La production de la glucose chez l'opéré du n° 7, Saint-Jean, semble donc devoir être rapportée aux conséquences de l'anesthésiation. Les recherches de M. Simonin, par l'analyse de l'urine et par l'emploi du polarimètre, lui ont fait reconnaître de la glucose dans le liquide urinaire, après certaines anesthésiations pendant lesquelles l'agent inhalé avait déterminé une excitation générale et en particulier une excitation musculaire. Le professeur a comparé ce résultat toxique à l'excitation produite sur les animaux, à l'aide du scalpel, au niveau des nerfs pneumogastriques, d'où résulte, d'après M. Cl. Bernard, une production de glucose dans l'urine. Autres opinions sur la production de glucose attribuée aux compressions veineuses, aux efforts répétés, à la perte de sang. Toutefois, il ne faut pas conclure que l'asphyxie détermine nécessairement la production de glucose. Dans des expériences tentées par M. Ritter chez des animaux, à l'aide de gaz stupéfiants, tantôt il y a eu résultats affirmatifs, tantôt résultats négatifs. Le retrait des épingles des sutures a laissé une réunion parfaite.

1er MARS.

Opération de hernie crurale étranglée, du côté droit, datant de cinq jours, chez une femme adulte. Plusieurs taxis en ville; irréductibilité. Vomissements; anses intestinales développées. Anesthésiation. Production de la période chirurgicale. Taxis tenté sans succès. Opération faite immédiatement. Après l'ouverture du sac herniaire, offrant une couleur brune, foncée, agrandissement de l'ouverture crurale à l'aide du doigt seulement. Nul instrument employé pour ce débridement. Bien que le doigt indicateur puisse pénétrer dans l'abdomen entre l'intestin et la paroi interne du sac, la réduction de l'intestin est difficile. Après la rentrée de l'anse intestinale, flot de liquide, de couleur citrine, s'échappant de l'abdomen. Crainte non réalisée de péritonite.

3 MARS.

Ablation d'un vaste carcinome épithélial. Affection ayant, chez un homme âgé de 56 ans, envahi, depuis plusieurs années, toute la région du menton (n° 4, Saint-Jean). Cinq anesthésiations successives. Recherches des températures. Opération. Deux incisions verticales, à partir de chaque commissure des lèvres, prolongées jusqu'au bord inférieur du maxillaire inférieur. Réunion de ces deux incisions par une incision transversale parallèle aux lèvres et passant sous le menton. Ablation des parties molles comprises entre les incisions. Résection du bord mentonnier de l'os. Extirpation d'une partie atteinte de dégénérescence cancéreuse placée au-dessous des apophyses *geni*. Rugination des parties antérieure et inférieure du maxillaire. La période chirurgicale due au chloroforme ne peut être maintenue durant toute l'opération. Agitation vive du malade. Autoplastie par la création d'un lambeau carré emprunté au cou et glissement du lambeau jusqu'à la racine des dents incisives inférieures (procédé de Roux de Saint-Maximin). Cinq ligatures artérielles. Neuf sutures entortillées.

XIX. — 7 mars.

A. Exposé des conséquences d'un éboulement de minerai. Homme adulte (n° 9, Saint-Jean). Fracture verticale de la partie externe de l'os iliaque droit. Forte contusion de ce côté. Crépitation en avant de l'épine iliaque supérieure et antérieure. Fracture oblique de la cuisse gauche. Plaies graves à l'avant-bras et au bras gauche. Contusion et paralysie de la vessie. De plus, luxation ancienne, latérale, externe, de la rotule droite. Défaut de volume et d'élongation du fémur droit courbé comme dans le rachitisme. Cathétérisme. Malade placé d'abord sur le lit à flexion permanente de M. Simonin. Mais à raison de l'impossibilité de faire mouvoir les cuisses, l'urinal ne peut être employé facilement. L'appareil à flexion est abandonné; on y substitue le lit Daujon modifié par M. Simonin. La partie supérieure du cadre mobile destiné à soutenir le blessé étant remplacé par un fond solide capable de bien supporter les oreillers. Un appareil de Scultet maintient la fracture de cuisse qui a, déjà, permis un raccourcissement du membre.

B. Résultats de l'ablation d'un lipôme pratiquée le 28 février (n° 3, Sainte-Cécile). De la nature du lipôme et du cholestéomatôme. Quelques minutes après l'opération, hémorrhagie artérielle. Enlèvement des sutures, ligature d'une artériole, nouvelles sutures. Érysipéloïde léger. Avant l'opération, l'urine de la malade contenait (analyse par M. Ritter): traces d'albumine; 1^{gr},80 de glucose pour 1,000 grammes d'urine. Le troisième jour après l'opération, le même liquide ne contenait plus d'albumine ni de glucose, mais des traces douteuses de la matière colorante de la bile, une forte proportion d'acide urique et une forte quantité d'indican. La disparition de la glucose et l'apparition de l'indican peuvent s'expliquer par l'hypothèse d'une glucosurie éphémère, sous la dépendance d'une altération des fonctions digestives ou d'une affection du foie. Le surlendemain de la deuxième analyse, l'urine avait une teinte ictérique, mais une nouvelle recherche n'a point fait reconnaître la matière colorante de la bile. Le symptôme n'a point persisté et il ne s'est point manifesté d'ictère.

XX. — 10 MARS.

Ponction sous-cutanée d'un vaste abcès par congestion, à l'aine, dû au mal de Pott. Emploi de la seringue à aspiration. Insuccès de la ponction par suite de l'obturation de la canule (n° 5, Sainte-Cécile).

A. Indications relatives à cette opération. Femme jeune, atteinte de vertébralitis traumatique, ayant produit une déviation considérable du rachis (cyphose). Vaste abcès à l'aine gauche, s'accroissant avec une grande rapidité et accompagné de vives douleurs lombaires. Cinq hématémèses, parfois considérables, ne paraissant point, toutefois, indiquer la présence d'un ulcère rond de l'estomac. Du diagnostic différentiel des abcès. Rappel du cas d'un enfant vu à la consultation, ayant présenté à l'aine, par suite du mal de Pott, un abcès par congestion, guéri après plusieurs ponctions sous-cutanées suivies de fistules. Indication des divers traitements mis en usage pour l'abcès par congestion. Opinions, en particulier, de Bégin et Lisfranc. Citation des traitements mis en pratique par M. Simonin, d'après ces auteurs, et suivis de mort très-rapide. Indication définitive : abstention du traitement chirurgical local tant qu'une nécessité impérieuse n'existe pas. La ponction de l'abcès, même sous-cutanée, peut parfois motiver une mort prochaine, et l'incertitude à ce sujet ne peut être levée au préalable.

B. Exposé des faits consécutifs à l'opération de hernie crurale étranglée (*V.* sommaire du 1er mars). Sept jours après l'opération, frisson. Fastigium du thermomètre à 40°, suivi de chute immédiate. Hypothèse d'un simple refroidissement. Comparaisons faites à la clinique de M. Simonin sur les suites de trente-cinq opérations de hernie. Mort 36 p. 100 lorsque, par l'emploi des divers traitements, l'opération a été retardée. Mort 10 p. 100, seulement, depuis que l'opération est pratiquée à bref délai, c'est-à-dire après une première tentative de réduction suivie d'un taxis pratiqué, sans succès, pendant l'anesthésie complète. A l'occasion de l'opérée : De la science de l'anesthésiation; des synchronismes habituels dans les symptômes de l'éthérisme. Exceptions à la règle. Indication de six périodes possibles pendant et à la suite des anesthésiations. Période d'essai de l'agent anesthésique; période d'excitation; période chirurgicale; période de collapsus; retour progressif à l'état normal; suites plus ou moins prolongées de l'éthérisme. Des formes diverses de l'éthérisme.

12 MARS.

Opération de fistule à l'anus. Transformation d'un abcès profond péri-rectal en fistule anale et opération de cette fistule.

XXI. — 13 MARS.

Conférence supplémentaire. Science de l'anesthésiation. Question de la persistance des effets de l'action des agents anesthésiques. Leur influence est nulle sur les faits locaux suivants consécutifs aux grandes opérations : époque de la suppuration; nature du fluide sécrété; époque de la chute des ligatures; modes de cicatrisation; époque de la guérison. L'influence des agents est nulle en ce qui concerne le délire traumatique, l'érysipèle, les fusées purulentes, la suppuration bleue, la pourriture d'hôpital, le tétanos, la nécrose. Négation des accidents tardifs, dans les grands appareils, attribués aux agents anesthésiques. Deux ordres de preuves : 1° discussion anatomo-pathologique relative à chacun des opérés de M. Simonin, depuis 1847, morts plus ou moins longtemps après l'anesthésiation; 2° comparaison du nombre des morts observées chez les sujets opérés par M. Simonin, sans anesthésiation préalable, et du nombre des morts observées dans les mêmes séries d'opérations précédées d'anesthésiation. Rapports extrêmement heureux, dans toutes les séries, en faveur de l'anesthésiation. Il faut ajouter que le mode de pansement après les amputations et l'absence de retard pour les opérations de hernies étranglées, doivent être considérés comme les causes principales des avantages remarquables obtenus. Nulle mort due à l'action de l'éther et du chloroforme.

XXII. — 14 MARS.

A. Du carcinome de la face opéré le 3 mars. (*V.* sommaire du 3 mars). Glucose, 2^g,8 p. 1,000, reconnue dans l'urine sept jours avant l'opération (analyse de M. Ritter). Doute extrême sur l'opportunité de l'ablation. Deux opérations possibles : enlèvement de l'os maxillaire inférieur, entre ses deux branches montantes; ablation des parties molles et rugination de l'os. Dernière opération adoptée et mise à exécution. Frisson traumatique, immédiatement après l'opération, dû à l'absence complète de l'anesthésie. Suites très-heureuses de l'autoplastie. Les neuf épingles des sutures sont retirées le quatrième et le cinquième jour. Le onzième jour, deux nouvelles sutures entortillées sont pratiquées. Nul accident. Maintien des réunions. Probabilité de récidive.

B. Sortie du malade opéré le 24 février (*V.* sommaires du 24 février et du 28 février) d'un carcinome épithélial situé au menton. La guérison a paru complète pendant quelques jours, mais onze jours après l'opération, une récidive a semblé se produire à la partie antérieure et centrale du menton. Le malade a pris jour pour se représenter à la clinique.

C. Malade vu à la consultation. 70 ans. Tumeurs cancéreuses au pharynx et à la base de la langue. Déglutition difficile. Teinte jaune de la figure. Amaigrissement considérable. Nulle opération à tenter. Mort certaine dans un temps rapproché. Mise en usage du cathétérisme journalier du pharynx avec des boules en ivoire, de forme olivaire et de diamètres progressifs.

D. Difficulté de diagnostic partiel chez le n° 9, Saint-Jean, atteint de fracture du bassin. (*V.* sommaire du 7 mars.) Le pied droit est tourné en dedans, et n'est ramené en dehors que d'une manière incomplète. La fracture du bassin du même côté et la fracture de cuisse du côté opposé ne permettent pas un examen complet. Une maladie non déterminée, contractée à l'âge de 14 ans, a empêché la croissance du fémur droit et motivé la luxation de la rotule. Ce fémur, offrant une forme rachitique, paraît avoir dans sa longueur quatre centimètres de moins que le fémur gauche, offrant lui-même deux centimètres de raccourcissement, depuis sa fracture récente. Deux opinions : idée d'une fracture du col du fémur droit, non acceptée; idée de luxation du fémur, probable. L'état du blessé ne permet ni examen complet, et, en cas de luxation, nul traitement, à raison de la fracture du bassin. Examen ultérieur à intervenir, au point de vue d'un diagnostic définitif.

E. Abcès abdominal chez un phthisique (n° 16, Saint-Jean),
ayant simulé une hernie entérocèle directe au-dessus de l'arcade
crurale droite. (*V.* sommaire du 21 février.) Une vaste tumeur
fluctuante ne laisse plus aucun doute sur la présence d'un abcès.
L'origine de cette collection est encore ignorée. L'analyse de
l'urine, faite par M. Ritter, révèle une quantité minime très-
remarquable de sels inorganiques, 5^{gr},10 sur 859^{gr},03 d'urine.

F. Fracture de métatarsien. *a*) A la consultation, par cause
directe. *b*) n° 13, Saint-Jean, par coup de feu. Rapprochement
de ces faits aux cas de contusions graves du pied. *a*) n° 5, Saint-
Jean. *b*) n° 16, Saint-Jean. *c*) n° 20, Saint-Jean.

XXIII. — 16 Mars.

Fait individuel. Enfant (n° 13 *bis*, salle Saint-Jean) âgé de
5 ans, atteint d'un calcul vésical depuis l'âge de un an et demi.
Difficulté de miction. Prépuce allongé. Symptômes de cystite et
douleurs. Amélioration de l'état du malade à plusieurs reprises,
motivant des diagnostics opposés. Le régime alimentaire consis-
tait en lait et en végétaux. Le 15 mars, cathétérisme explorateur, pratiqué en ville par M. Simonin, pendant l'anesthésie
provoquée par le chloroforme. Calcul libre reconnu. Pendant
l'anesthésie périphérique, excitation de la vessie par la sonde,
émission, à la fois, d'urine en jet et de fèces. Des indications
symptomatiques relatives à la présence des calculs urinaires.
Leur recherche par le cathétérisme. Des causes d'erreurs; tantôt
calcul non reconnu, tantôt calcul supposé. Exemples à l'appui,
notamment un fait d'affection cancéreuse vésicale pris, en 1840,
pour une pierre, et ayant amené un habile opérateur à pratiquer
la taille sus-pubienne. Des traitements médicaux. Des traitements
chirurgicaux. Indication des extractions possibles chez l'homme
et chez la femme par les voies naturelles. Travail récent de M. Simonin relatif à la dilatation rapide et considérable de l'urètre
chez la femme. De la lithothritie en général. De la taille. Indication des diverses voies d'extraction chez l'homme et chez la
femme. Point de départ; intégrité du péritoine. Méthodes obli-
gatoires pour certains cas. Un exemple important tiré de la clinique de M. Simonin, de taille périnéale latéralisée, suivie peu

après de la taille rectale, transversale, d'après le procédé du Dr Maisonneuve. Présentation d'un certain nombre de calculs extraits à la clinique et donnant lieu à des considérations cliniques et anatomiques.

18 Mars.

Anesthésiation de l'enfant atteint de calcul, en vue d'un deuxième cathétérisme explorateur et, aussi, en vue de connaître quel cathéter cannelé pourra être employé lors de l'opération de la taille. Le toucher anal ne permet pas de reconnaître le calcul dans la vessie. Explication du petit appareil de Celse; méthode exceptionnelle pour le cas où un calcul engagé dans le col vésical ne pourrait être repoussé dans la vessie. Le cathétérisme, pendant l'anesthésie périphérique, motive, de nouveau, l'émission vive de l'urine. L'anesthésiation est reprise. Huit étudiants reconnaissent le calcul à l'aide de la sonde.

XXIV. — 20 Mars.

Ponction nouvelle, sous-cutanée, de l'abcès par congestion, présenté par le n° 5, Sainte-Cécile. Nulle sortie de liquide, malgré de grandes précautions, par suite de la cause signalée lors de la ponction du 10 mars. (*V.* sommaire du 10 mars.)

Conférence supplémentaire. Complément du fait individuel relatif à l'enfant atteint de calcul vésical. Quatre mictions du soir au matin. Mucus abondant déposé dans l'urine. Analyse de l'urine par M. Ritter : urine normale. Administration d'un léger purgatif pendant deux jours (5 et 10 grammes de magnésie). Trois selles consécutives. Prescription d'un lavement pour le lendemain, jour choisi pour l'opération, et diète le matin. Indication des méthodes de taille sous-pubienne chez l'homme. De la taille latéralisée choisie pour l'enfant à opérer, en particulier. Notions anatomiques. Description du manuel opératoire. Explication des instruments, réunis. Comparaison de ces instruments avec quelques instruments anciens, présentés.

21 Mars.

Opération de la taille latéralisée. — Anesthésiation. Période chirurgicale due à l'éthérisme maintenue pendant vingt minutes.

Fixation des mains aux pieds avant la production totale de cette période. Le cathéter introduit rencontre le calcul qui paraît d'un faible volume. Le cathéter le plus large qui ait pu être introduit, la veille, offrant la courbure ordinaire des sondes, n'a que trois millimètres et demi de diamètre, et présente, par conséquent, une cannelure très-étroite qui motive une difficulté extrême pour l'ouverture du canal du petit sujet à opérer. L'incision oblique de la peau est commencée à deux centimètres et demi en avant de l'anus. Le lithotome de frère Côme, ouvert seulement au n° 5, produit une plaie de un centimètre et demi de longueur. Le doigt indicateur a peine à s'engager dans l'ouverture faite au col vésical, et la pression extérieure à la vessie tend à faire éprouver à celle-ci un léger décollement de ses bords. L'introduction de deux leviers dilatateurs évite, par leur action modérée, de transformer la taille latéralisée en taille bi-latérale, et permet l'entrée facile de l'indicateur dans la vessie. Introduction de tenettes plates ayant un centimètre et demi de largeur. Le calcul, ovale, chargé d'abord dans son plus grand diamètre, ne peut être extrait. Repris dans son diamètre le plus étroit, il se divise en plusieurs parties, entre les mors des tenettes qui offrent une circonférence de cinq centimètres. Une assez grande quantité d'urine s'écoule par la plaie seule. Le même instrument, reporté dans la vessie, saisit et ramène le calcul qui se divise encore. Une troisième introduction permet d'extraire une dernière partie du calcul sans qu'elle soit brisée. Le poids total des trois parties extraites est 20 grammes. Le doigt, introduit de nouveau, ne rencontre aucun débris de calcul dans la vessie. Une forte injection d'eau tiède y est poussée. L'enfant n'a point senti l'opération pratiquée.

XXV. — 24 Mars.

A. État de l'enfant opéré de la taille, le 21 mars. Le jour de l'opération, nul frisson, absence de fièvre; le soir, passage d'un peu d'urine par la verge. Le lendemain, 22 mars, pouls, 88 pulsations. Deux fois, issue abondante d'urine par la plaie. Le 23, douleur légère à la plaie; passage de l'urine moins facile; le toucher rectal permet de constater l'intégrité du rectum.

Sommeil conservé; léger appétit; gaieté. En un mot, état aussi satisfaisant qu'il est possible. Au point de vue opératoire, convenance d'employer pour les enfants un cathéter à renflement médian, pour permettre plus facilement la ponction et l'incision du canal. Idée de Dupuytren à ce sujet.

B. Science de l'anesthésiation. Dans le fait précédent, lors de l'opération, comme lors des cathétérismes antérieurs, l'anesthésie a été provoquée très-rapidement, à raison des efforts violents de l'enfant motivés par la terreur. Le chloroforme, dans des cas semblables, l'emporte sur les autres agents anesthésiques, à raison de sa rapidité possible d'action. Parallèle de l'action de l'éther et de l'action du chloroforme. Identité presque complète des effets définitifs obtenus par ces agents sur les grandes fonctions de l'économie. Différence dans la rapidité d'action. Différences, aussi, pour les fonctions intellectuelles : nature des rêves, hallucinations du sens de la vue, modifications psychiques. Il n'y a pas lieu à songer au mélange des deux agents anesthésiques ; il n'y a pas lieu, en général (une exception vient d'être indiquée), d'appliquer, *à priori*, l'action de l'un ou de l'autre agent à des cas spéciaux. Mais le chloroforme peut être mis en usage sans appareil, ce qui ne peut avoir lieu pour l'éther. Le chloroforme a l'avantage d'une rapidité d'action qui doit être désirée dans quelques cas analogues à celui dont il vient d'être question, et qui peut être évitée à volonté. Le chloroforme doit être choisi, au point de vue de la pratique chirurgicale.

C. Histoire de huit faits cliniques relatifs à l'érysipèle et à l'érysipéloïde. L'histoire de l'érysipèle est l'histoire de presque toutes les théories médicales qui se sont succédé. Définition de l'érysipèle : empoisonnement parasitaire, contagieux et souvent épidémique. Symptomatologie de l'érysipèle. Symptôme général : frisson, élévation de la température, rapidité du *fastigium;* Wunderlich et Volkmann. Adénopathie. Rougeur cutanée le lendemain; nausées, vomissements, délire ultérieur. Concomitance avec d'autres maladies. Idées de Peu, Grégory, Moreau, Masson, Trousseau, Lorrain, Labé, Pilhau, du Fellay, Daudé, Virchow, Meyjhoffer, Weldeger. Indication de ne pas trop facilement croire à un érysipèle dans la métro-péritonite dont les éléments sont, surtout, la phlébite, la lymphangite, la pyohémie et la septicémie. Altérations nécroscopiques. Foie et reins, siéges de dégénérescence graisseuse. Perte de l'épithélium par les vaisseaux. Tranformation régressive des nerfs, d'où production d'un état typhoïde; myosite symptomatique; albuminurie passagère, conséquence des lésions dues à la température fébrile.

26 Mars.

Septième autopsie cadavérique. — Péritonite, suite d'une double section de l'intestin déterminée par une compression brusque. Un homme renversé sur le sol, le 24 mars 1874, en déchargeant une lourde chaudière, fut comprimé par elle; son poids portant à la fois sur l'abdomen et sur la poitrine, et le patient semblant être aplati. Lors de l'entrée à la clinique chirurgicale, l'examen le plus attentif ne fit reconnaître ni ecchymose, ni fracture. Il existait un peu de stupeur et, ultérieurement, l'ischurie motiva un cathétérisme qui fit évacuer de la vessie une urine sanguinolente. Une péritonite détermina la mort du blessé, trente heures après l'accident. L'autopsie cadavérique permit de constater une double section complète de l'intestin grêle, déterminée par sa pression contre la colonne lombaire, au-devant de laquelle se trouvaient les sections, distantes l'une de l'autre de trois travers de doigt. Le mésentère, un peu déchiré lui-même dans sa circonférence, au niveau des sections de l'intestin, maintenait, toutefois, les parties intestinales dans une situation presque normale. Les quatre ouvertures de l'intestin étaient rétrécies par le froncement des tissus. Un épanchement liquide, peu abondant, existait dans le bassin, et des adhérences intestinales s'étaient formées, déjà, par suite de la péritonite.

M. Simonin indique que, récemment, il a observé dans sa clinique une mort survenue dans des circonstances analogues à celles qui viennent d'être exposées; un coup de pied de cheval ayant motivé une section complète de l'intestin sans qu'aucune ecchymose existât sur l'abdomen, et il pense que dans des blessures suites de faits de guerre, des faits analogues doivent se produire assez fréquemment.

XXVI. — 27 Mars.

Conférence supplémentaire. — Suite de la question relative
aux huit faits d'érysipèle. Énumération des théories relatives à
la genèse de l'érysipèle depuis Hippocrate jusqu'en 1874.
Énoncé des théories récentes. Miasmes venus du dehors dépo-
sés sur une plaie ou introduits par inoculation. Idées de Under-
wood, Velpeau, Bouillaud, Trousseau, Grégory, Piorry, Martin,
Demarquay, Daudé. Des parasites, idées de Hueter, Nepveu,
Wilde, Hallier, Mattenheim. Expériences de Orth, de Bonn.
Création d'érysipèles successifs par l'emploi de liquides contenant des bactéries. Expériences de Wilde relatives à l'emploi
de liquides infectieux, bien que ne contenant plus que des parasites morts. Innocuité de ces érysipèles ainsi créés. Traitement
de Wilde en vue de la mort des parasites par le sulfo-phénate
de soude. Citation du travail de M. le docteur Pitoy. Des autres
traitements et de l'expectation. Exemples tirés de la clinique
de 1872-1873.

Exposition de deux faits relatifs à l'érysipèle infectieux, guéris
sans traitement parasiticide. *a*) Homme adulte (n° 4, Saint-Jean).
Esthiomène de la joue droite; croûtes reposant sur de petits
ulcères laissant suinter, depuis bien des années, un liquide
ichoreux. Traitement en 1873, à Saint-Charles, par l'oxyde de
zinc et amélioration notable. Entrée à Saint-Léon pour une
arthralgie du coude gauche. Le 9 décembre, frisson. Le 10 décembre, température (*fastigium* 40° °/₁₀) le matin, et à midi érysipèle apparu à la face et s'étendant aux épaules. Nul état
interne, anormal. Traitement par la pommade au sulfate de fer.
Guérison le huitième jour. Lupus guéri, très-rapidement, après
l'érysipèle. Cicatrice blanche. Sortie le 31 décembre. Présentation de la courbe thermométrique rappelant, exactement, les
courbes qui ont été données par Wunderlich. *b*) Homme adulte
(n° 17, Saint-Jean). Scrofule aiguë. Ouverture d'un abcès sus-
claviculaire. Frisson initial. Le lendemain, apparition de l'érysipèle au pourtour de l'abcès. Traitement par la pommade au
sulfate de fer. Formation d'un second abcès sous l'aisselle.
Température dépassant 40°. Ouverture de cet abcès. Chute

rapide de la température. Guérison. Présentation de la courbe
thermométrique.

Exposition de six faits qui se trouvent en dehors de la théorie
de l'érysipèle infectieux et auxquels doit s'appliquer le nom
d'érysipèloïde. Dans tous, inflammation extensive de la peau,
sans parasites; rougeur seule, sans frisson initial. Présentation
des notations thermométriques très-distinctes des courbes dont
il a été question précédemment. *a*) Femme adulte (n° 3, Sainte-
Cécile) opérée d'une tumeur cancéreuse au bras et chez laquelle
des vomissements dus à l'anesthésiation ont persisté pendant
trente heures. Érysipèloïde le lendemain de l'opération. Plus
tard, pourriture d'hôpital. *b*) Femme adulte (n° 3, Sainte-Cécile).
Érysipèloïde consécutif à l'ablation d'un lipôme. *c*) Femme
adulte. Érysipèloïde consécutif à l'opération d'une hernie étranglée (n° 4, Sainte-Cécile). *d*) Homme (n° 5, Saint-Jean). Érysipèloïde causé par une mèche introduite dans un abcès péri-rectal.
e) Même sujet (n° 17, Saint-Jean). Érysipèloïde motivé par une
mèche introduite dans le rectum après l'opération de la fistule à
l'anus. *f*) Femme adulte (n° 5, Sainte-Cécile). Érysipèloïde motivé par des ponctions pratiquées à un abcès par congestion.
Ultérieurement, frissons dus à l'inflammation du trajet fistuleux.

En résumé, pour l'érysipèle : infection, frisson, adénopathie,
puis rougeur; pronostic inquiétant; cas fréquemment mortels;
indication d'un traitement parasiticide. Pour l'érysipèloïde, nul
prodrome; rougeur; peu de dangers; pas de traitement parasiticide indiqué; pour le traitement général et local, tirer les
indications de la constitution du sujet.

XXVII. — 28 Mars.

Conférence supplémentaire. — Trois cas de pourriture d'hôpital. Formes pulpeuse et ulcéreuse. Exposition des faits.

a) Femme adulte (n° 3, Sainte-Cécile) opérée d'une tumeur
cancéreuse au bras. Ulcération perpendiculaire, inter-muscu-
laire, se propageant à côté, puis au-dessous de l'artère humérale.
b) Homme adulte (n° 19, Saint-Jean). Plaies multiples à la suite
d'une fracture compliquée de la jambe droite, pourriture s'étendant en superficie seulement. Le jour de l'apparition de la com-

plication morbide, température à 39°,4 ; diarrhée pendant 24 heures. *c)* Femme adulte (n° 9, Sainte-Cécile). Plaie consécutive à la chute d'une partie superficielle du tibia nécrosée à la suite d'un choc. Formes pulpeuse et ulcéreuse. Emploi de l'onguent digestif sans résultat sérieux; du camphre en grande quantité, avec légère amélioration; de l'azotate d'argent et surtout de l'acide nitrique dont les applications répétées ont été suivies de guérison définitive. Durée des faits, 10 à 15 jours. Cause inconnue.

De la pourriture d'hôpital à Nancy, de 1835 à 1874. En 1836, formes pulpeuse et ulcéreuse bien marquées. (*V.* 3° obs. de la décade chirurgicale publiée par M. Simonin en 1838.) Pendant trente ans, à Saint-Charles, mêmes formes, fort adoucies, sans aucune gravité, cédant, également, après l'emploi du jus de citron, du vinaigre, des émollients et après l'abstention. En 1870, à l'ambulance du professeur, invasion de la forme gangréneuse la plus grave sur les moignons amputés. Causes, naissance et mode de propagation dans un établissement neuf et très-aéré. Tous les blessés de guerre, nouveaux et anciens, atteints dans le même moment, mais présentant des formes diverses, forme pulpeuse, forme ulcéreuse, forme gangréneuse. Les salles laissées sans malades et ventilées donnant la maladie aux blessés nouveaux. Emploi du camphre sans résultat pour la forme pulpeuse; guérison de cette forme par la cautérisation avec l'acide nitrique. Emploi très-heureux du cautère actuel, pendant l'anesthésie obtenue par le chloroforme, pour la forme gangréneuse. Aucun décès. En 1871, apparition à Saint-Charles de la forme gangréneuse. Une amputation du bras pratiquée après une amélioration momentanée due à la cautérisation par le fer rouge; guérison. En 1872, apparition des formes pulpeuse et ulcéreuse seules. En 1873, mêmes formes. Sur les 36 blessés atteints de pourriture d'hôpital à l'ambulance de la manufacture des tabacs, à Saint-Charles et à Saint-Léon, 9 fois seulement diarrhée et vomissements. Indication des descriptions défectueuses; la forme pustuleuse n'existe pas. Mention des sources modernes. Excellente description de M. Legouest se basant sur l'observation.

XXVIII. — 14 Avril.

Trois cas de fracture du corps de l'humérus. Défaut de consolidation de l'une d'elles après huit mois. *a*) Enfant tombé sur un trottoir (consultation). *b*) Homme adulte (n° 10, Saint-Jean) enlevé par une courroie et lancé sur le sol. *c*) Homme adulte (n° 2, Saint-Jean) ayant subi sur le bras le passage d'une roue de voiture. Les sujets *a* et *b* offrent la forme classique de la fracture un peu au-dessous de la partie moyenne de l'humérus.

Un mot sur la classification des fractures de l'humérus. Leur danger dans le cas de fracture intra-capsulaire. Leur innocuité habituelle dans le cas de fracture de la diaphyse. Une exception offerte par le sujet *c*, réservé pour une leçon spéciale. Du diagnostic des fractures observées. Difficulté du diagnostic lorsque les fractures avoisinent l'articulation huméro-cubitale. Croyance erronée à une luxation de l'avant-bras en arrière; exemple cité. Des traitements. Modification par le professeur aux appareils de Boyer et de Desault. Emploi d'attelles, tuilées, en fer-blanc, entourées de compresses en toile dépassant beaucoup les attelles et permettant leur fixation certaine par un spica de l'épaule, solidifié ou non. Chez le sujet *a*, coton placé entre les attelles et le bras, ayant l'avantage d'éviter les conséquences d'un gonflement possible, en l'absence de contrôle de la part du chirurgien, mais rendant moins grande la solidité de l'appareil. Emploi de l'appareil sans coton, chez le sujet *b*. Nul coussin axillaire. Éviter la compression de l'artère brachiale. Suites régulières du traitement chez les sujets *a* et *b*.

18 Avril.

Tentatives de réduction d'une luxation scapulo-humérale droite, sous-glénoïdienne, datant de deux mois, survenue après une chute faite en avant sur les mains. Indication de la place de cette luxation dans la classification des luxations du bras. Mécanisme de sa production; difficultés prévues pour sa réduction. Énumération des procédés de réduction. Rappel de la dernière luxation, intra-coracoïdienne, réduite par le procédé de White, sans emploi d'agent anesthésique. Emploi de ce procédé sur la

malade (n° 4, Sainte-Cécile). Quatre tentatives prolongées et avec
une force croissante; insuccès. Anesthésiation. Anesthésie pro-
fonde et résolution musculaire complète obtenues. Ancien procédé mis en usage sur la malade couchée sur un matelas; douze
aides employés à l'extension et à la contre-extension. Nul résultat heureux. Deuxième anesthésiation. Reproduction de la
période chirurgicale. Reprise du procédé de White, la malade
restant couchée. Six aides employés. Insuccès.

21 AVRIL.

Amputation de la cuisse droite au-dessous de l'aine. Homme
d'équipe âgé de 37 ans, affaibli. Pneumonie, trois mois auparavant. Section de la jambe droite par une locomotive. Broiement de
la cuisse du même côté. Grande perte de sang; sidération considérable; absence du pouls radial gauche; 120 pulsations à droite;
lèvres décolorées; pâleur générale; abaissement de la température. Crainte de mort prochaine (vin, thé, rhum). Réaction légère
4 heures après l'accident. Vives douleurs. Amputation sollicitée.
La mort ne paraissant point imminente, l'opération devient indispensable pour régulariser les parties broyées dans lesquelles des
graviers et de petits cailloux se trouvent introduits. Anesthésiation; recherche des températures. L'éthérisme est provoqué
rapidement et paraît profond. La crainte de la perte de sang
détermine à lier, avant l'opération, l'artère crurale qui est sentie
au milieu des muscles coupés. La menace d'une syncope fait
attendre le réveil du malade avant l'opération pour laquelle on
ne profite pas de l'anesthésie obtenue. Amputation ovalaire pour
utiliser les parties saines des téguments. Opération difficile à régulariser, à raison de la flaccidité musculaire suite du broiement.
Section du fémur à six travers de doigt au-dessous de l'arcade
crurale. Contraction énergique des muscles sectionnés; quatre
ligatures secondaires. Décoloration des lèvres; imminence d'une
syncope; pouls descendu à 44 pulsations (iris contractés). Tête
fort abaissée, membre inférieur et membres supérieurs élevés.
Retour de la coloration de la face; pouls revenu à 60 pulsations.
Pansement. Cinq sutures. Dix minutes après, décoloration nouvelle de la figure; diminution du pouls; respiration moins ample

(vin pur); cessation des battements du cœur. Mort constatée. En résumé, dangers de l'anesthésie et de l'amputation évités; à peine du sang perdu. Mort par épuisement.

22 Avril.

Amputation de la cuisse gauche. Anesthésiation. Recherche des températures. L'emploi de la méthode hémostatique du professeur Esmarch n'est pas possible, ni indiquée d'ailleurs. Pansement au coton. Exposé du fait. Voiturier, adulte (n° 17, Saint-Jean) renversé. Passage de roues sur le membre inférieur gauche. Le malade est apporté dans l'état d'ivresse, fracture des 2ᵉ, 3ᵉ et 4ᵉ métatarsiens. Lividité et décalorisation de la peau de la partie inférieure du pied. Caillots sous-cutanés et emphysème. Vaste plaie à la région poplitée. Les battements artériels sont perçus au fond de la plaie. Eschares produites à la partie interne du genou. Température de la jambe abaissée. 2ᵉ jour, pied resté froid; jambe moins froide. 3ᵉ jour, gangrène de l'extrémité du pied; anesthésie de la partie antérieure et extérieure de la jambe. 4ᵉ jour, teinte verdâtre de la jambe apparue jusqu'au genou; décalorisation marquée. Amputation. L'examen du membre retranché révèle l'oblitération de la partie inférieure de l'artère poplitée, causée par la contusion. La membrane interne de l'artère est rompue et détachée, partiellement, sur plusieurs points et les replis retiennent les caillots sanguins qui ont motivé l'interruption brusque de la circulation dans la partie inférieure du membre.

24 Avril.

Opération pour la cure radicale d'une hydrocèle. Adulte atteint d'une hydrocèle à droite; opéré, antérieurement, pour une hydrocèle à gauche. Emploi de la teinture d'iode en injection.

XXIX. — *A l'amphithéâtre.*

Conférence supplémentaire. Suite de la leçon sur les fractures de l'humérus (*V.* sommaire du 14 avril). Indications relatives au sujet *c* (n° 2, Saint-Jean) atteint de fracture de l'humérus gauche, non consolidée. Après l'emploi d'un premier appareil, pendant 40 jours, retour au travail. Impuissance du membre. Nouvel appareil renouvelé à plusieurs reprises; en dernier lieu, gouttière plâtrée du professeur Herrgott, laissant libre la partie interne du bras. Teinture d'iode employée extérieurement. Considérations sur la formation du cal. Théories de Duhamel, Dupuytren, Bichat et Richerand. Résultats des expériences modernes : 1° exsudation du périoste ; 2° organisation fibro-cartilagineuse; ostéoplastes; 3° ossification, obturation momentanée du canal médullaire. Pour le malade du n° 2 (Saint-Jean), moyens successifs projetés par le professeur. Après l'emploi infructueux de la teinture d'iode, excitation des extrémités des fragments osseux par des frottements, répétés pendant quelques jours. Plus tard, s'il y a lieu, introduction d'une cheville entre les fragments; séton. En cas de pseudarthrose, résection de l'un ou des deux fragments. En cas d'insuccès définitif (un cas de la clinique du professeur), appareil spécial comme moyen palliatif.

25 Avril.

A. **Amputation de la cuisse gauche.** Exposé des faits. (N° 4, Saint-Jean.) Scieur de long, âgé de 27 ans, renversé sous une poutre. Fracture compliquée de la jambe gauche, trois mois avant l'entrée à Saint-Léon. Proposition d'amputation, immédiatement après l'accident; refus du blessé. Rebouteuse allemande appelée ; résection partielle pratiquée par elle d'un fragment du tibia faisant une saillie de quatre travers de doigt hors de la plaie. Nulle coaptation des fragments du tibia. Péroné fracturé au-dessous de son articulation supérieure et à sa partie moyenne; issue du fragment intermédiaire par la plaie. Renversement du pied en dehors. La partie inférieure de la jambe est mobile sur la partie supérieure. Cette partie inférieure est placée en quelque sorte à côté de la partie supérieure, et des parties intermédiaires les réunissent. Vaste suppuration. Épuisement du malade. Commencement d'ulcération au sacrum. Pouls présentant des intermittences. L'idée de séparer simplement le pied de la jambe est discutée et repoussée.

Anesthésiation. Période chirurgicale rapidement obtenue à

l'aide de quelques grammes de chloroforme. Recherche des températures. Élévation du membre inférieur (méthode du D' Guyon), préalable à l'amputation. La méthode hémostatique d'Esmarch non employée, à raison de l'état de la jambe. Perte d'une très-petite quantité de sang. Trois ligatures. Pansement au coton.

B. **Huitième autopsie cadavérique.** Malade (n° 15, Saint-Jean) atteint d'un vaste abcès à la cuisse gauche, symptomatique d'une lésion osseuse, ayant présenté du délire et mort après des symptômes de pyohémie.

26 Avril.

Autopsie du membre retranché la veille. (*V.* sommaire du 25 avril.) Le fragment du tibia faisant issue par la plaie était un fragment intermédiaire consolidé très-incomplétement et vicieusement à sa partie supérieure. Les fragments du tibia, encore mobiles, étaient réunis par un tissu d'apparence fibreuse. Le péroné offrait trois fragments. Le fragment intermédiaire n'était en contact ni avec le fragment supérieur, ni avec le fragment inférieur du même os. Placé obliquement, ce fragment par son extrémité supérieure faisait issue au travers de la peau. Par l'autre extrémité il était soudé au fragment inférieur du tibia, mais il était resté légèrement mobile.

28 Avril.

Section du tendon d'Achille. Petite fille, âgée de quatre ans, présentant un pied bot, varus. Anesthésiation par le chloroforme. Application d'une bottine en gutta-percha.

XXX. — *Conférence.*

a) Fait rare. Fracture du col droit du maxillaire inférieur. (N° 10, Saint-Jean.) Homme adulte jeté contre une pièce de bois placée sur le sol. Crépitation. Mouvement latéral, anormal du maxillaire qui peut être poussé de droite à gauche, d'une manière très-remarquable, avec bruit de frottement articulaire du côté gauche : le menton n'est pas dévié. L'action du ptérygoidien externe peut déterminer une légère difformité anatomique. Immobilisation du maxillaire. Alimentation liquide.

b) Résultats de l'examen du membre amputé le 21 avril. (*V.* sommaire de ce jour.) Un peu au-dessous de la section de la cuisse, l'artère et la veine crurales sont rompues. Leur extrémité supérieure est plongée dans une sorte de magma composé de parties musculaires broyées et de sang. Dans ce magma on rencontre des débris nombreux d'os et des morceaux de coke dont plusieurs offrent le volume d'une noisette. L'artère présente son extrémité broyée et comme passée au laminoir, dans une longueur de deux centimètres. Il n'existe dans l'artère aucun caillot sanguin. Le broiement de l'artère et celui des parties avoisinantes a créé une barrière à l'hémorrhagie.

1er MAI.

Opération pour la cure radicale d'une hydrocéle. (Injection iodée.)

XXXI. — *Conférence supplémentaire.*

Annonce d'une série spéciale de leçons consacrées aux diathèses étudiées, à l'aide des faits particuliers observés à la clinique, pendant le semestre précédent. De la constitution; du tempérament; de la diathèse. Définition de la diathèse par L. Boyer. Énumération de 31 diathèses. Différence du nombre des diathèses suivant les auteurs. Elles peuvent être réduites à 19. Le professeur indique qu'il s'occupera seulement des diathèses suivantes : syphilitique; rachitique; cancéreuse; tuberculeuse; scrofuleuse.

De la diathèse syphilitique. Elle a existé dans l'antiquité; il a manqué pour la reconnaître l'idée du lien qui devait réunir les symptômes observés séparément. Niée par des contemporains, Chomel, Nonat.

Accidents vénériens distincts de l'empoisonnement. Théorie de la dualité du virus. Énumération des accidents primitifs. Symptômes du chancre mou non infectant; pus inoculable. Symptômes du chancre induré infectant; pus non inoculable. Des accidents consécutifs secondaires et tertiaires. Hérédité.

Diathèse syphilitique simulant certaines affections. Le traitement devenant un élément de diagnostic. Diathèse causant des solutions de continuité, des oblitérations, des fistules ; ne paraissant pas retarder la consolidation des fractures ; pouvant nécessiter des opérations (restaurations) et exigeant, auparavant, un traitement spécial. En général, éviter les opérations pendant les accidents primitifs et secondaires. Surveillance rigoureuse des diverses périodes de la diathèse. Incurabilité de la syphilis dans certains cas. Propagation curieuse de la syphilis par une sage-femme ; mémoire de M. Bardinet.

Énoncé des faits étudiés. N° 11, Saint-Jean : gonorrhée et cystite. N° 15 : chancres mous, adénites inguinales et menace d'abcès. Absence de traitement spécial. N° 11, Saint-Jean : tubercules plats à l'anus. (Proto-iodure de mercure.) N° 3, Sainte-Cécile : douleur au fémur droit, 4 ans après un traitement mercuriel pour des symptômes secondaires à la vulve. Guérison apparente, rapide, après l'emploi de l'iodure de potassium.

2 Mai.

Ablation d'un carcinome considérable situé au menton. Récidive pour la deuxième fois. (*V.* sommaires des 24 et 28 février et 14 mars.) N° 7, Saint-Jean. Absence de glucose dans l'urine avant l'opération.

Anesthésiation. Recherche des températures dues à l'éthérisme. Deux incisions parallèles partant de chaque commissure des lèvres et arrivant, verticalement, au menton. Troisième incision transversale réunissant les deux incisions verticales. Extirpation de la tumeur. Rugination légère de quelques points de la partie antérieure du maxillaire inférieur. Glande indurée au-dessous du menton respectée. La plaie présente six centimètres et demi de largeur. Une dissection de la peau a lieu à droite et à gauche, dans l'étendue de deux centimètres. La peau de la région antérieure du cou, limitée par deux incisions verticales longues de quatre centimètres, est disséquée. Quatre ligatures d'arteres sont pratiquées. Le lambeau au-dessous du menton, attiré en haut, vient remplacer la lèvre inférieure enlevée. Il est maintenu latéralement par neuf sutures entortillées.

XXXII. — 5 Mai.

a) Résultats de l'autopsie cadavérique pratiquée le 25 avril. Exposé des faits antérieurs à la mort. Homme adulte présentant à son entrée un énorme gonflement de la cuisse. Nul renseignement possible, vu l'état de l'intelligence du malade. Pas de traumatisme apparent. Question d'amputation posée. Le lendemain de l'entrée, amélioration considérable. Apparition d'un vaste abcès sous-musculaire à la cuisse. Doute sur l'intégrité de l'articulation du genou. Ouverture de l'abcès, écoulement considérable de pus sanieux. Le fémur est supposé malade, mais l'introduction du stylet ne le démontre pas. Un deuxième abcès se présente au-dessus de la rotule. Son ouverture donne issue à du sang altéré. La cuisse diminue de volume. La stupeur observée, lors du début, a fait place au délire. Des selles involontaires sont apparues et le parenchyme pulmonaire du côté gauche est engorgé. Une pyohémie est diagnostiquée, bien qu'aucun frisson ne soit apparu depuis l'entrée à la clinique. La mort survient le dixième jour.

L'autopsie cadavérique révèle une périostite du fémur dans une grande étendue. Le décollement du périoste est évident. Le périoste est en rapport avec le pus. Il existe du pus dans l'articulation du genou. Le poumon gauche présente un abcès paraissant exister depuis plus de quinze jours, antérieur, par conséquent, à l'entrée du malade dans le service. Le rein gauche offre aussi deux abcès. Il n'existe pas d'abcès au foie ni à la rate.

b) Fracture classique du corps de la clavicule (n° 11, Saint-Jean). Adulte. Choc de l'os contre une porte ouverte. Exposition des symptômes propres au blessé. Coup d'œil sur la fracture de la clavicule. Causes. Fracture du corps, de l'extrémité sternale, de l'extrémité acromiale. Fracture incomplète, dentelée, transversale, oblique, comminutive. Causes des déplacements : pesanteur et actions musculaires multiples. Du rôle du ligament coraco-claviculaire. Des indications à remplir. Difficultés diverses. Revue des procédés principaux depuis Hippocrate. Des appareils les plus connus. Au cas présent, trois appareils mis en usage : 1° appareil Mayor; 2° appareil (bonnet de coton) du professeur Simonin ; 3° simple écharpe aidée de la position. L'appareil du professeur, publié en 1842, a été, la même année, appliqué par M. le Dr Carrière pour un cas rare : fracture des deux clavicules ; deux appareils distincts ont été appliqués, simultanément, avec succès.

7 MAI.

Neuvième autopsie cadavérique. Homme adulte (n° 20, Saint-Jean). Chute en arrière sur un escalier. Perte immédiate de connaissance. Écoulement de sang par l'oreille gauche. Entrée à la clinique le lendemain. Mort deux heures après l'entrée. Fracture présumée de la base du crâne. L'autopsie révèle une fracture du crâne s'étendant depuis la bosse occipitale jusqu'au rocher droit. Rupture du sinus latéral droit. Épanchements sanguins considérables dans le cervelet et au pourtour des hémisphères cérébraux, entre leur partie supérieure et la dure-mère. Fracture du conduit auditif. Fracture de l'apophyse zygomatique, au niveau de son articulation avec l'os malaire.

9 MAI.

Cure radicale d'une hydrocèle. Procédé de l'injection iodée.

XXXIII. — *A l'amphithéâtre.*

a) Résultats de l'autopsie cadavérique pratiquée le 7 mai. (*V.* sommaire du 7 mai.) Rappel de cas divers d'hémorrhagie cérébrale suite de fracture de la base du crâne et ayant entraîné promptement la mort. Quelques cas très-rares de guérison de fracture présumée de la base du crâne. Entre autres un cas vu, à Nancy, avec M. le baron J. Cloquet chez un homme jeune. Traitement par l'application, continuée pendant plusieurs jours, de quelques sangsues renouvelées. Des indications diverses à remplir. Difficultés du traitement. Ses dangers.

b) Constatation des résultats d'un coup de feu dans la bouche observé en décembre. (*V.* sommaire du 20 janvier.) Nulle trace de perforation de la voûte palatine. Présence supposée de la balle en arrière de l'angle gauche de la mâchoire inférieure.

XXXIV. — 12 Mai.

Fracture compliquée de la jambe droite, le 12 novembre 1873 ; trois fragments du tibia. Renversement du corps en arrière, le pied resté fixé au sol. Sortie du fragment supérieur du tibia. Entrée à la clinique un mois après l'accident. État de débilité très-grand ; pus ichoreux, fétide. Vaste plaie à la partie moyenne de la jambe. Profondes fusées purulentes, larges débridements. Crainte d'amputation de la cuisse. Après quelques jours d'alimentation, restée jusqu'à ce moment trop débilitante, modification heureuse de la sécrétion purulente. Espoir de conservation du membre. Appareil de Scultet et gouttière de Bonnet insuffisants. Emploi de la gouttière plâtrée du professeur Herrgott, le 12 décembre. Après 10 nouveaux jours, réapparition de la débilité. Crainte nouvelle d'amputation ; regret même, le 28 décembre, de ne l'avoir point pratiquée 10 jours auparavant. Retour au mieux. 5 ouvertures d'abcès. Invasion de la pourriture d'hôpital ; diarrhée. Température à 39° $^4/_{10}$. Présentation des courbes du pouls et des températures pendant 75 jours. Traitement local de la pourriture par l'acide nitrique. Guérison après quelques légères réapparitions du mal. Le fragment supérieur du tibia, resté à nu, se recouvre de bourgeons charnus. Il n'est pas possible de savoir si la coaptation des fragments doit permettre le cal. Au quatrième mois, consolidation commençante. Maintien de la gouttière de M. Herrgott durant 5 mois. Au cinquième mois, consolidation paraissant assurée. Guérison des plaies sauf une seule. Une application nouvelle de l'appareil de Scultet ne semble point assurer une immobilité suffisante. Emploi d'un appareil solidifié (dextrine) et fenêtré, appliqué le 22 avril. Guérison rapide de la dernière plaie. La solidité de l'appareil est augmentée. Malade allant à l'air avec des béquilles. Au sixième mois, articulation du genou très-mobile ; jambe présentant une assez bonne situation de forme. Succès remarquable de la gouttière plâtrée du professeur Herrgott.

Place de cette fracture dans les classifications. Difficulté, parfois, de la réduction des fractures de la jambe. Motifs des insuccès. Deux fois, en 1835 et en 1855, section du tendon d'Achille par M. Simonin, en vue de la réduction.

Indication des formes simples et des formes graves de la fracture de jambe; dans les cas simples, appareil de Scultet suivi d'appareils solidifiés. Dans les formes graves, gouttière plâtrée, fenêtrée au besoin, suivie d'appareils solidifiés. Parfois appareil de Scultet. Gouttières métalliques de M. le professeur Sarrazin non encore étudiées. Pour le transport des blessés, appareils plâtrés.

14 Mai.

Opération de la grenouillette par la ponction, à l'aide d'un trois-quarts. Précaution pour recueillir le liquide seul de la tumeur, en vue de son analyse de laquelle doit résulter la solution, de la question du siége de la maladie.

XXXV. — 16 Mai.

Faits relatifs à la grenouillette opérée le 14 mai. Adulte âgé de 52 ans (clinique des chemins de fer), offrant depuis une année le développement d'une tumeur molle, lisse, placée en dehors du frein de la langue à droite. Début sans inflammation. Lorsque la langue est tournée à gauche, on peut mesurer la longueur de la tumeur qui est de trois centimètres et demi, et sa largeur, qui est de deux centimètres. Voix non altérée. Peu de gêne due à la tumeur. Tentative infructueuse du cathétérisme du canal de Wharton. Le malade affirme que la salive s'en élance quelquefois. On décide la ponction de la tumeur à l'aide d'un trois-quarts, en vue de recueillir son contenu sans risque d'aucun mélange avec la salive de la bouche.

La paroi de la tumeur est saisie par deux pinces, et la ponction a lieu entre ces deux instruments. Le liquide contenu sort par la canule de l'instrument, avec beaucoup de difficulté. Il est épais, jaune, gommeux et poissant. La canule de l'instrument étant retirée, le liquide est déversé, en flot, de la tumeur dans la bouche. On n'ajoute pas ce liquide au premier, à raison de la salive qui y est mêlée. Le liquide primitivement recueilli est transmis à M. Ritter pour savoir s'il contient les principes de la sécrétion salivaire, et le malade retourne à ses occupations.

Discussion sur le siége de la grenouillette. Un fait d'obstruction du conduit de Wharton, chez un jeune homme, par un fragment d'herbe. Fluxion considérable, fièvre. Après 6 jours, extraction du corps étranger, durci et présentant une forme'pétrifiée; écoulement abondant de pus; guérison ràpide. Ce fait donne à penser que le conduit de Wharton ne peut s'obturer rapidement sans accidents analogues. De l'étiologie de la grenouillette est résulté parfois le choix du traitement; double bouton de Dupuytren, par exemple. Croyance, *à priori*, au cas présent, que le conduit de Wharton n'est point en question. Pensée que le siége de la grenouillette peut être la bourse sous-muqueuse de Fleischmann, auquel cas le liquide serait distinct de la salive. Sinon, peut-être l'affection serait-elle due à l'obstruction des conduits de Rivinus, conduits excréteurs de la glande sublinguale. Un mot sur les diverses propriétés reconnues à la salive de la parotide, et des glandes sous-maxillaires et sublinguales (Claude Bernard). On attend l'analyse du liquide. Énumération des moyens thérapeutiques en cas de non-guérison. Choix d'un fil passé en forme de séton dans la tumeur et lié de manière à simuler un anneau, pendant un certain temps.

XXXVI. — 19 Mai.

Suite de la conférence précédente relative à la grenouillette. La question posée en vue de l'analyse était celle-ci : Ce liquide contient-il les principes du liquide salivaire? La réponse donnée par M. Ritter a été la suivante : Le liquide ne contient pas de sulfocyanure, mais de la ptyaline qui fluidifie et saccharifie l'amidon. — La présence de la substance organique propre à la salive parotidienne doit, en conséquence, faire penser que la tumeur est due au développement d'un conduit excréteur d'une glande salivaire. La saccharification est un fait propre à la salive des glandes autres que la glande parotide. Il faut donc accepter l'idée de l'obturation du conduit de Wharton plutôt que celle des conduits de Rivinus (glandes sublinguales). Une hypothèse semble pouvoir être émise, celle de la modification de la glande sécrétoire elle-même. Comment concevoir le liquide d'une glande saine accumulé pendant une année ? Le fait d'obturation brusque, indiqué à la leçon précédente, et suivi, immédiatement, d'accident, semble justifier cette opinion.

20 Mai.

Injection iodée pour la cure radicale d'une hydrocèle à gauche.

XXXVII. — 23 Mai.

Trois entorses du pied. (N° 4, Sainte-Cécile ; n° 4 *bis*, Sainte-Cécile ; n° 8, Saint-Jean.) Chutes sur des escaliers. Nulle gravité dans ces trois cas ; guérison confirmée ou guérison prochaine. Repos et résolutifs. Du mécanisme des entorses du pied. Des diverses lésions anatomiques. Des divers traitements. Absence de danger pour un massage léger et diminution du gonflement et de la douleur. Prohibition totale du massage violent, à raison des lésions anatomiques dues à l'entorse, et à raison aussi de l'obscurité fréquente qui, sous ce rapport, existe dans le diagnostic. Indication de faits traités par des rebouteurs ayant motivé des amputations ultérieures. Des bains locaux, à une température un peu au-dessous de celle du corps, employés pendant 5 et 7 heures. De l'irrigation continue. Généralisation de cette méthode aux autres traumatismes. Mode d'irrigation adopté à la clinique de Nancy ; goutte d'eau arrivant sur le lieu malade chaque cinq secondes seulement. De l'appareil *ad hoc,* pour éviter le choc de l'eau et pour la répartition du liquide. Dangers des mauvais procédés d'irrigation. L'irrigation continue, tout en faisant cesser la douleur, n'empêche point le tétanos, et, probablement, ne favorise pas non plus sa production. Elle n'empêche point les abcès aux membres, ni l'hypopyon, lorsque la réfrigération est faite après l'opération de la cataracte. Rappel de deux cas de péritonite traumatique combattus heureusement par la glace amoncelée sur l'abdomen, pendant cinq jours. Sensation du blessé à consulter pour fixer le moment de la cessation de ce traitement, c'est-à-dire quand le blessé indique qu'il ressent la sensation du froid survenant, seulement, lorsque l'inflammation est éteinte.

XXXVIII. — 26 Mai.

Deux faits de strabisme. *a*) Adulte (n° 22, Saint-Jean). Strabisme congénial. Adduction considérable de l'œil droit. Pupille un peu dilatée. Diminution extrême de la vision de l'œil malade qui lit avec difficulté des numéros ayant six centimètres de hauteur, tandis que l'œil gauche peut lire les caractères ordinaires à une distance de vingt centimètres. Le malade a toujours refusé une opération. *b*) Adolescent. (Consultation.) Strabisme congénial convergent de l'œil gauche. Fait exceptionnel. L'œil strabique est le meilleur, au point de vue de la vision. A raison de cette circonstance, une opération ne paraît pas indiquée.

Du strabisme en général. Strabisme non permanent. Strabisme permanent. Des causes : Opacité de la cornée. Inflammation musculaire. Contraction musculaire. Paralysie musculaire. Opinion de Buffon sur la portée visuelle différente des deux yeux. Strabisme externe dû à l'astigmatisme comme conséquence de la myopie. Strabisme interne par suite d'hypermétropie.

Des opérations. Sections musculaires constituant la strabotomie. Première phase : Stromeyer. Dieffenbach. En France, les trois premières opérations furent pratiquées, en juillet 1840, avant la méthode anesthésique, par M. J. Guerin à Paris, M. Huard au Havre ; le 28 juillet, par M. Simonin à la clinique de Nancy. Indication du Manuel opératoire de M. Simonin publiée à cette époque. Jugements de Velpeau sur ce procédé et sur les résultats de Nancy. (*V.* p. 35 et 36 du livre de Velpeau sur le strabisme.) Nouveaux faits de M. Simonin pendant l'anesthésie due au chloroforme. Phases ultérieures relatives à cette opération. Nouvelle méthode, dite d'avancement musculaire. Procédés de Tavignot, Græfe, de Wecker. Inconvénients résultant des opérations. Résultats généraux.

M. Simonin indique les résultats suivants de sa pratique :

1° Rectitude rendue à l'œil sans amélioration de la vision ; 2° amélioration de la vision sans correction de la déviation ; 3° à la fois rectitude rendue et vision améliorée ; 4° nulle amélioration de la vision et de la déviation de l'œil.

M. Simonin pense que, malgré des travaux récents, ceux entre autres qui sont relatifs à l'appréciation de la tonicité musculaire, il est impossible de pronostiquer, exactement, les conséquences des ténotomies; que la strabotomie est, encore, le plus souvent une opération empirique; qu'elle peut être pratiquée pendant l'anesthésie; et que, faite avec prudence, elle est, ordinairement, sans danger et sans résultats fâcheux.

30 Mai.

Extirpation de deux petites tumeurs cancéreuses sur la face interne du bras gauche. Anesthésiation. Recherche des températures.

Récidive chez l'opérée du 9 décembre 1873. (*V.* sommaire du 9 décembre 1873.) L'anesthésiation, si entravée, en décembre, par des vomissements, a lieu très-régulièrement. Quelques heures après l'emploi de l'agent anesthésique survient un vomissement de liquide biliaire, et pendant la journée il existe de la céphalalgie. Les deux tumeurs sont l'objet de deux opérations distinctes constituées, d'abord, par des incisions elliptiques. La tumeur supérieure, solide, est enlevée en totalité. Sectionnée, elle présente l'apparence squirrheuse avec ramollissement léger au centre. La tumeur inférieure, ramollie, diffluente, offre dans sa partie centrale un liquide de couleur jaune foncé. La plaie résultant de chaque opération est réunie à l'aide de trois sutures entortillées.

2 Juin.

Extirpation d'une tumeur squirrheuse de la mamelle droite. Anesthésiation; perversion intellectuelle décelée par un chant. Recherche des températures. Femme adulte (n° 3, Sainte-Cécile). Choc par une corne de génisse répété à 24 heures de distance. Induration et développement de la tumeur très-lents. Traitement émollient pendant deux années. Absence de douleur. Développement d'une glande sous-axillaire. Cette glande est respectée lors de l'opération. Une adhérence intime, fort étendue entre la tumeur et la peau, nécessite une perte considérable de la peau comprise entre deux incisions elliptiques; on peut toutefois réunir provisoirement les deux lèvres de la plaie, à l'aide de quatre points de suture. Pas de frisson après l'opération; légère céphalalgie dans la journée; urine rare; quelques vomissements pendant la nuit suivante (glace à l'intérieur).

XXXIX. — 6 Juin.

Science de l'anesthésiation. Des températures motivées par les diverses périodes de l'éthérisme produit par les agents anesthésiques. Des apparences observées à ce sujet depuis 1847. Nouvelles recherches exécutées à l'aide du thermomètre, depuis le 20 décembre 1873 au 2 juin 1874. Indication des conditions multiples à remplir pour arriver au but de ces recherches. Exposé de toutes les notations faites pendant 16 opérations pratiquées à la clinique et dont il a été fait déjà mention, au point de vue chirurgical.   (*A suivre.*)

11 Juin.

Extirpation de deux kystes (loupes) du cuir chevelu.

Application du caustique Canquoin sur un épithéliome du menton apparu pour la quatrième fois (n° 7, Saint-Jean). (*V.* sommaires des 24 et 28 février et du 2 mai.)

XL. — 13 Juin.

Conférence supplémentaire. Des questions relatives à la variole, à l'occasion des revaccinations pratiquées, récemment, dans toutes les salles de Saint-Léon, par les élèves externes des deux cliniques. Variole; inoculation variolique. Cow-pox. Il existe un faux cow-pox dont la description a été publiée par M. Simonin. C'est cette éruption qui, pendant bien des années, a arrêté, vraisemblablement, la découverte de Jenner. Vaccination. Vaccine; fausse vaccine. Symptômes locaux des diverses éruptions. Symptômes généraux. Revaccination. État de la science sur ce sujet. Conclusions principales données par le professeur : des individus vaccinés, la grande majorité ne donne pas de résultat lors de la revaccination. La revaccination est une pierre de touche relative à l'état de préservation individuelle. Des sujets qui offrent de nouveau la vraie vaccine, les uns sont préservés pour un temps qui est totalement inconnu, les autres ne sont pas préservés ; ils peuvent recevoir, encore, soit le vaccin, soit la variole, après un temps très-court, ou même immédiatement.

XLI. — 14 Juin.

Science de l'anesthésiation. Des théories relatives à l'action des agents anesthésiques, à l'occasion du collapsus observé plusieurs fois, à la clinique, en 1873-1874, lors des anesthésiations et à l'occasion d'une cause de mort signalée dans une lettre écrite à M. Simonin par M. Ch. Jackson, de Boston.

1° Asphyxie par suite de l'action des agents anesthésiques sur le poumon. A côté de l'asphyxie simple, théorie relative à un genre d'asphyxie auquel on a donné le nom d'asphyxie par substitution. Les éthérisations anales faites, en 1847, par M. Simonin et publiées en 1849, en prouvant la production de l'éthérisme le plus complet, en dehors de l'action pulmonaire, indiquaient, en même temps, que la voie de la grande circulation était le chemin véritable par lequel le précieux agent anesthésique était introduit dans l'économie. D'ailleurs l'éthérisme n'est nullement une asphyxie.

2° Passage des agents anesthésiques dans le torrent circulatoire ; théorie de l'action directe des agents sur le sang. Théorie des décompositions diverses des éléments de ces agents. Le fait indiqué à M. Simonin par M. Jackson trouve ici sa place. M. Jackson fait connaître que, chez un malade mort après l'inhalation du chloroforme, il a pu reconnaître, chimiquement, l'acide formique dans le sang extrait des cavités du cœur. Suivant M. Simonin, le fait très-important indiqué par M. Jackson ne paraît point destiné à constituer une théorie de l'éthérisme, il semble devoir être rangé au nombre des accidents, tels que pourrait en produire, par exemple, un chloroforme décomposé contenant de l'acide chlorhydrique, et il doit rappeler à tout opérateur la nécessité de constater la pureté du chloroforme qu'il met en usage.

3° Simple passage des anesthésiques dans le sang, et leur action directe sur les divers points d'origine du système nerveux. M. Simonin adopte cette dernière théorie. Le retour très-rapide du système nerveux à l'état normal après l'éthérisme et les alternances d'excitation et de collapsus qui s'opèrent, quelquefois, dans le temps de quelques secondes, ne permettent pas d'admettre que des altérations physiques puissent être appréciables, et l'on peut comparer ces intoxications à celles qui sont dues à l'odeur d'un bouquet de violettes, à celle d'une rose, ou à la respiration de l'air contenant de la fumée de tabac, modifications cérébrales très-appréciables dans leurs résultats et que le microscope ne pourrait pas, probablement, faire reconnaître.

Indication d'un cas de mort après anesthésiation, lors d'une amputation, chez un blessé de notre dernière guerre. M. Simonin a pu, avec l'opérateur, constater, par l'autopsie cadavérique, une anémie générale considérable chez l'amputé, et il pense que la mort a été non la conséquence de l'inhalation de l'éther et du chloroforme, mis en usage successivement, mais le résultat d'hémorrhagies abondantes avant et pendant une très-longue opération. Le sujet, atteint de fracture comminutive du fémur, portait au lieu même de la fracture un vaste anévrysme faux et il présentait de la diarrhée.

16 Juin.

Une mort survenue pendant la visite de la salle Saint-Léon. Recherche des signes de la mort. Exposé des procédés de recherches distincts de l'auscultation.

XLII. — *A l'amphithéâtre.*

Suite de l'exposé des recherches des températures motivées par les diverses périodes de l'éthérisme produit par le chloroforme. Les notations indiquées permettent d'établir les synchronismes de la température avec la période d'excitation et avec la période chirurgicale. Mais ces notations ne sont pas assez nombreuses et assez précises, encore, pour déterminer avec une entière certitude les synchronismes de la température avec la période de collapsus.

Ces notations permettent d'établir, également, pour la période d'excitation et la période chirurgicale des synchronismes relatifs, à la fois, à la température et à la circulation.

La respiration n'a point été recherchée dans ces études, à raison des conclusions déjà publiées, et qui sont le résultat des travaux antérieurs de M. Simonin, sur la circulation et sur la respiration, et qui ont permis d'affirmer qu'une modification déterminée de la circulation n'est point, nécessairement, associée à une modification déterminée de la respiration.

Les modifications observées dans la température, sous l'influence de l'agent anesthésique, ont été les suivantes :

1° La température pendant la période d'excitation s'est élevée de 1 dixième à 8 dixièmes de degré;

2° Durant la période chirurgicale, la température a offert un recul de 2 à 4 dixièmes de degré ;

3° Pendant la période de collapsus, un abaissement de 1 degré 4 dixièmes a peut-être existé; le doute sur cette dernière notation devra être éclairci par de nouvelles recherches.

4° Au réveil, la température a été, fréquemment, semblable à la température notée avant l'anesthésiation. Fréquemment, aussi, elle a été supérieure de 2 à 4 dixièmes de degré à la température du début. Une fois elle a été trouvée de 4 dixièmes au-dessous.

17 Juin.

Amputation de la cuisse gauche à la suite de gangrène survenue après l'extraction d'un sequestre et la rugination de fistules du tibia. Anesthésiation. Recherches des températures. Amputation circulaire. Pansement au coton. (Salle Saint-Léon, n° 3.)

20 Juin, *à la consultation.*

A. **Réduction de paraphymosis** datant de trois jours chez un adulte. Procédé de la compression progressive.

B. **Ablation de deux amygdales,** chez un enfant, à l'aide de l'instrument de Fahnestock.

A la salle Saint-Jean.

C. **Deuxième application du caustique Canquoin** chez le malade atteint d'épithélioma, n° 7, Saint-Jean. (*V.* sommaire du 13 juin.)

A l'amphithéâtre.

D. Désarticulation du troisième orteil droit, dévié et ulcéré par suite de la déviation. (Adulte, n° 11, Saint-Jean.) Anesthésiation. Emploi de la méthode ovalaire; procédé en raquette.

E. Enlèvement d'un épithélioma. Homme âgé de 67 ans (n° 15, Saint-Jean). Tumeur considérable occupant la lèvre inférieure. Petite tumeur au côté gauche du menton parfaitement distincte de la tumeur de la lèvre. Cette dernière tumeur est respectée. Anesthésiation. Pour l'ablation de la tumeur du menton, plaie en V s'étendant jusqu'au bord inférieur du menton, la base du V ayant trois travers de doigt d'étendue. Quatre ligatures artérielles; quatre sutures entortillées.

XLIII. — 23 Juin.

De la diathèse cancéreuse. Malades présents dans les salles :

a) N° 3, Sainte-Cécile. Malade opérée en décembre 1873. — Opérée de nouveau en juin 1874. Squirrhe et encéphaloïde.

b) N° 7, Saint-Jean. Épithélioma du menton, quatre manifestations en quinze mois. — Opéré trois fois par M. Simonin.

c) N° 1, Saint-Ferdinand. Épithélioma de toute la partie droite de la face. Chute partielle par gangrène. Nerf facial atteint. — Femme incurable et non opérable.

d) N° 2, Saint-Ferdinand. Cancer de l'anus et de la paroi vagino-rectale. — Femme incurable et non opérable.

e) N° 8, Sainte-Cécile. Squirrhe du sein droit. — Opérée récemment, encore en traitement.

Rappel de l'épithélioma de toute la partie inférieure de la face, opéré le 3 mars. Sorti sans guérison. (N° 4, Saint-Jean.)

Rappel du malade atteint de tumeur cancéreuse du pharynx et de la base de la langue.

Rappel de deux faits, de décembre 1873, guéris au 23 juin. Épithélioma de la nuque. (N° 7, Sainte-Cécile.) Épithélioma de la lèvre (consultation).

Production d'un tableau, rédigé en 1844 par M. E. Simonin, de 30 cas observés dans sa clinique, dont 24 morts, 4 faits perdus devue, 2 épithéliomes de la lèvre guéris. — Production d'un second tableau de 1844 de M. Simonin père, clinique de ville. 32 malades; 2 guérisons seulement; col utérin et mamelle.

Quelques faits de la pratique de ville de M. E. Simonin. Deux épithéliomes guéris sans récidive pendant 4 ans et 15 ans. Un squirrhe du sein gauche guéri pendant 4 ans, perdu de vue.

Quelques mots sur l'étiologie. Théories de la diathèse primitive et de la diathèse secondaire.

En 1847, M. E. Simonin n'opérait plus de cancer; l'anesthésiation lui a paru un motif de nouvelles opérations.

Conclusions :

On serait bien près de la vérité des faits en posant la règle de ne jamais opérer. Ne pas opérer lorsqu'il y a cachexie évidente; lorsqu'il y a présomption de cancer interne; en général, lorsqu'il y a plusieurs tumeurs cancéreuses; lorsque la santé pêche gravement d'ailleurs; lorsque le cancer est chronique, indolent; lorsqu'il est très-avancé; lorsqu'on ne peut tout enlever. La langue, l'œil, les os, sont les parties présentant le plus de doute relativement aux indications d'opération. Chaque fait est un problème à résoudre entre les forces du malade et les dangers de l'opération. Question des ganglions. Parfois ils peuvent être respectés et disparaissent : faits de 1873-1874 à l'appui. Malgré le cancer, il faut opérer lors des accidents graves, broiement d'un membre, etc.; l'amputation peut même être indispensable dans ces cas.

XLIV. — 27 Juin.

Luxation ischiatique et un peu sous-cotyloïdienne du fémur droit. Luxation compliquant la fracture du bassin et la fracture de cuisse observées chez le nº 9, Saint-Jean. (*V.* sommaires du 7 mars et du 14 mars, lettre D.)

Malgré les difficultés résultant de l'immobilité nécessaire au blessé, le diagnostic est enfin complété. La place de cette luxation dans les classifications : diagnostic différentiel. Au cas présent, il ne peut être question de tentative de réduction. Des divers procédés de réduction des luxations traumatiques. De l'utilité de l'anesthésiation dans certains cas. Conséquences des non-réductions. Accommodation du membre. Citation de deux faits rares, récents, de la clinique de M. Simonin. Luxation ilio-pubienne, irréductible. (Observation publiée.) Luxation ischio-pubienne réduite après sa transformation en luxation iliaque. (Observation publiée.) Méthode générale de rétrogradation pour la réduction des luxations, formulée par M. le professeur Rigaud.

29 Juin.

Réduction de hernie étranglée. Homme adulte (n° 21, Saint-Jean). Hernie, ignorée, épiploique inguinale gauche. Étranglement depuis 24 heures. Vomissements. Deux tentatives de réduction sans l'emploi des agents anesthésiques. Anesthésiation. Taxis très-prolongé. Réduction opérée pendant la période chirurgicale la plus complète.

30 Juin.

Cautérisation au fer rouge d'un ulcère occupant toute la partie externe de la jambe droite, présentant la pourriture d'hôpital, sous forme gangréneuse grave. (N° 8, Saint-Léon.)

XLV. — *A l'amphithéâtre.*

A. Anus anormal (n° 16, Saint-Léon). Ouverture fistuleuse consécutive à une tumeur apparue dix années auparavant. Écoulement considérable de matières fécales. Dilatation de la fistule avec la laminaria. Les deux bouts de l'intestin ont été reconnus. Présence supposée d'un éperon. Éventualité de l'application de la pince de Dupuytren. Deux cas d'applications de cette pince par M. Simonin, suivies de guérison. (Un fait publié.) Présentation des instruments anciens et nouveaux. Théorie de leur action. Démonstration mécanique de leur application.

B. De la diathèse tuberculeuse. Faits étudiés à la clinique :

a) N° 18, Saint-Jean. Atteint de fistule à l'anus. (*V.* sommaire du 30 décembre, lettre B.)

b) N° 16, Saint-Jean. Abcès par congestion ayant simulé une hernie. (*V.* sommaire du 14 mars, lettre E.)

c) N° 11, Saint-Jean. Amputé de l'avant-bras. (*V.* sommaire du 28 février, lettre B.)

d) N° 9, Saint-Léon. Tubercules pulmonaires occupant les

deux côtés de la poitrine. Carie du métatarse. Fonte du testicule, diarrhée, sueurs.

Conclusions : Ne pratiquer aucune opération lors des cachexies avancées, *a*), *b*), *d*). Parfois pratiquer des opérations de gravité moyenne ayant pour but de rendre le malade à l'air et au mouvement, *c*). Parfois résultats des plus satisfaisants. Éviter les grandes opérations, amputation de cuisse, par exemple, qui donnent, par suite de la fièvre, un coup de fouet à la tuberculisation. Un fait de la clinique, à l'appui : une amputation de cuisse pratiquée ; plaie arrivée à guérison complète, tandis que la tuberculisation pulmonaire entraînait la mort. Les accidents traumatiques nécessitent, parfois, une dérogation à ces conclusions.

1er Juillet, à la consultation.

Ablation de deux amygdales chez un adulte, à l'aide du premier instrument de Fahnestock, exigeant l'emploi des deux mains. Présentation d'un bistouri-faucille boutonné, imaginé par M. Simonin et ayant déjà servi, plusieurs fois, à l'ablation de l'amygdale. Avantages de l'instrument : simplicité, économie. Inconvénients : nécessité d'une pince de Museux pour saisir l'amygdale avec une main et faire manœuvrer l'instrument avec l'autre. Parfois, aussi, nécessité d'un aide pour abaisser la langue.

2 Juillet.

Ablation de l'amygdale droite, avec le même instrument de Fahnestock. (N° 5, Saint-Jean.)

XLVI. — 3 Juillet.

Conférence supplémentaire. Coxalgie à droite, avec carie articulaire. Adolescent (n° 2, Saint-Léon) ; chute de cheval datant de 2 ans. Raccourcissement apparent de 4 travers de doigt pour le membre pelvien droit. Fermetures d'abcès suivies de réouvertures précédées de fièvre. Doute sur l'existence d'une luxation du fémur. Mais pied non renversé en dedans, tête du fémur non reconnue dans la fosse iliaque externe. Bassin élevé à droite. Léger défaut d'élongation normale du fémur. Apparence de soudure du fémur au bassin. Conclusion négative pour l'existence d'une luxation. De la coxalgie. Traitement primitif; traitement secondaire. Immobilité recommandée, en 1837, par Champion, de Bar, pour toutes les arthralgies. Gouttières de Bonnet, de Lyon. Altérations de la forme du membre; des trois déviations du bassin. Redressement du fémur, pendant l'anesthésie; immobilité consécutive. Des luxations spontanées. Exemples cités. Réductions par M. Humbert, de Morlaix; son procédé d'engraissement; des plâtres indiquant les formes des maladies se trouvent à la Faculté. Un fait de réduction par M. Simonin père ; luxation réapparue après une chute. De la luxation congénitale. Faits anatomiques dus à M. Simonin père. Un bassin, préparé par lui, d'une enfant atteinte de deux luxations congénitales, se trouve à la Faculté.

4 Juillet.

Recherche infructueuse après une incision d'un projectile (balle), derrière l'angle gauche du maxillaire inférieur. (*V.* sommaires du 20 janvier, lettre A, et du 9 mai, lettre *b.*)

Dixième autopsie cadavérique. Amputé de cuisse (*V.* sommaire du 17 juin) mort de pyohémie. Un frisson apparu avant l'amputation. Six jours pleins écoulés sans frissons. Seize frissons ultérieurs. Mort quinze jours après la section de la cuisse. Ostéo-myélite du fémur remontant jusqu'au trochanter. Moelle injectée et contenant du pus, sur plusieurs points. La veine crurale, à son extrémité sectionnée, présente un petit caillot en voie d'organisation. Épanchement sanguinolent léger dans les deux plèvres. Poumons emphysémateux, congestionnés à leur base. Abcès métastatiques innombrables dans les poumons. Les abcès les plus anciens paraissent dater de quinze jours environ. Sérosité légère dans le péricarde. Cœur mou, flasque, atteint de dégénérescence graisseuse. Sang poisseux, noirâtre, sans caillots. Distension gazeuse des intestins. Foie gras, présentant un vaste abcès sur sa face convexe. Rate molle, friable, sans abcès. Substance corticale des reins décolorée; aucun abcès.

XLVII. — 6 Juillet.

A. Science de l'anesthésiation. Applications des doctrines physiologiques aux principaux faits observés durant l'éthérisme. Des origines organiques des fonctions. Tableau synoptique de toutes les manifestations de l'éthérisme mises en regard des parties présumées atteintes par les agents anesthésiques. Remarques principales propres à servir de guides dans l'anesthésiation, pour le diagnostic de la période de l'éthérisme, pour arriver sûrement à la période chirurgicale et pour éviter la sidération du système nerveux et divers accidents. Des trois ordres de faits principaux qui servent de guides au professeur : 1° Lois du développement de l'insensibilité périphérique. Rôle de la 5e paire. 2° De l'état des muscles de la mâchoire. Rôle de la 5e paire. 3° De l'état de l'iris. Contraction ou dilatation des pupilles, traductions de l'action anesthésique sur la vie de relation et sur le grand sympathique. De quelques faits importants : *a*) De la position dangereuse de la langue due tantôt à la contraction musculaire, tantôt au collapsus musculaire. Rôle du grand hypoglosse et des branches du glosso-pharyngien. *b*) Question des mouvements réflexes. *c*) Question de la douleur apparente.

B. Résultats de 16 revaccinations pratiquées dans les salles. 14 fois, aucun résultat ; une fois fausse vaccine ; une fois vaccine vraie, chétive, chez un sujet âgé de 13 ans.

XLVIII. — 11 Juillet.

A. Revue des résultats principaux des applications de greffes dermiques. Nécessité de comprendre, dans les lambeaux destinés à être greffés, une partie superficielle du derme. Mode d'application. N° 7, Sainte-Cécile. Après une application sans succès de lambeaux complets de peau, réussite de douze greffes sur une vaste plaie à la nuque, conséquence de l'ablation d'un épithélioma. (*V.* sommaires des 20, 23 et 27 décembre.) N° 10, Saint-Léon et n° 14, même salle : réussite de 4 et de 8 greffes sur des ulcères à la jambe. Ces trois blessés ont tous offert une cicatrisation complète. Résultats cherchés : favoriser les cicatrisations ; raccourcir le temps de la guérison ; rendre les cicatrices plus solides. Les cicatrices dues aux greffes se détruisent, toutefois, comme les cicatrices obtenues sans ce moyen.

B. De la diathèse scrophuleuse. Neuf sujets d'études présents dans les salles. Sujets nombreux observés à la consultation. L'indication de cette diathèse a été réservée pour l'une des dernières conférences, afin de réunir le plus grand nombre possible des matériaux déjà étudiés isolément. La diminution du phosphate et du carbonate de chaux est un trait d'union entre la scrophule et le rachitisme. Symptômes chez l'enfant, l'adolescent et l'adulte. De la scrophule aiguë chez l'adulte. N° 16, Saint-Jean. 3 abcès successifs. Parfois ressemblance avec le farcin. Diagnostic différentiel. Symptômes étudiés. *a*) Appareil glandulaire. N° 9, Sainte-Cécile. Enfant présentant de nombreuses altérations de cet appareil. *b*) Appareil oculaire et appareil auditif. A la consultation : Kératites ulcéreuses; photophobie remarquable chez les enfants. Surdité, hypertrophie des amygdales concomitante. *c*) Système osseux. Questions compliquées qui se rattachent à ce système. Périostite, ostéite, ostéomyélite, tumeur blanche, carie, nécrose. Causes traumatiques mises en regard des causes générales et congéniales : N° 20, tumeur blanche traumatique du pied. N° 22, tumeur blanche spontanée du pied. N° 1, Sainte-Thérèse : carie spontanée du sternum, chez une jeune fille. N°1, Saint-Léon : carie suite d'une coxalgie traumatique à droite. N° 2, Sainte-Cécile : tumeur blanche spontanée et carie du genou. N^b 6, Sainte-Cécile : tumeur blanche spontanée du pied, carie de la jambe droite et des métacarpiens gauches; jambe amputée d'après le procédé du Dr Pirogoff. Symptômes observés à la fois dans plusieurs systèmes et appareils. N° 21, Saint-Jean : double hernie de l'iris, conséquence d'ulcérations de la cornée, présentée par un malade atteint de tumeur blanche spontanée du genou. N° 3, Saint-Ferdinand : carie du coude gauche, et adénytes cervicales suppurées. Des traitements. Idées préalables. Résultats généraux observés par le professeur. Avant 1840, résultats de la méthode antiphlogistique à Saint-Charles : délires traumatiques incessants; camisole de force en permanence. En 1840, modification radicale de la thérapeutique dans les salles de **M. E.** Simonin. Saignées devenues très-rares de 1840 à 1860; six ou sept saignées pour 1,500 fractures. Alimentation à discrétion. Large emploi de l'opium. Le délire traumatique n'apparaît plus, la camisole de force est oubliée; mais se garer de généraliser ces idées au delà d'une certaine limite. Avantages des sangsues dans les affections oculaires; leur indication lors des périostites, ostéites, et tumeurs blanches. Utilité des émollients dans ces divers cas; dans quelques caries, dans quelques nécroses. Des agents modificateurs. Injections, pointes de feu, raies de feu. Importance du traitement général interne et de l'hygiène. Des opérations nécessitées : ouvertures d'abcès, débridements, évidement des os, résections osseuses,. amputations. La généralisation des symptômes est parfois une contre-indication aux opérations. N° 7, Sainte-Cécile, donné pour exemple.

13 Juillet.

Réduction de luxation sous-glénoïdienne de l'humérus droit. Homme adulte. Luxation datant de 34 heures. Tentatives de réduction nombreuses et puissantes par la méthode de White. Emploi infructueux du procédé du talon. Anesthésiation. Ancien procédé mis en usage, le malade restant couché sur un matelas. Réduction de la luxation.

Onzième autopsie cadavérique. Enfant tombé d'un pont sur un rail d'une voie ferrée, mort quelques heures après l'entrée à la clinique. Ecchymose cutanée. Écoulement sanguin par l'oreille gauche. Épanchement sanguin sous-cutané, au niveau de la suture sagittale. Fracture des deux pariétaux et des deux rochers. La selle turcique n'est point fracturée. Fracture du conduit auditif gauche. Membrane du tympan rompue dans l'étendue de 2 millimètres. De l'eau, injectée par une fissure extérieure de la fracture, s'écoule teinte de sang par le conduit auditif. Dure-mère décollée dans plusieurs points, notamment au niveau des rochers. Méninges injectées. Épanchement sanguin sous-arachnoïdien. Lobes antérieurs du cerveau sablés. Légère déchirure de la substance cérébrale, au niveau du pont de Varole. Les organes thoraciques et abdominaux ne présentent pas de lésion.

XLIX. — 15 Juillet.

Du traitement et du pansement, à l'aide du coton, des plaies suites d'amputations. Suite à la question traitée de la pyohémie attribuée aux causes internes. (*V.* sommaires du 14 février et du 28 février, lettre B.)

A. Historique des divers modes de pansement, à Nancy, après les amputations. En 1835, pansements tardifs. Dès 1840, pansements immédiats et journaliers. Statistiques concernant ces deux méthodes. Résultats relativement heureux de la deuxième.

B. Exposé de la méthode du D' Alphonse Guérin, en vue de préserver de l'infection purulente (typhus chirurgical), les opérés exposés à des miasmes infectieux non encore complétement définis. (Encombrement.) Rappel des faits d'érysipèles infectieux récemment observés par M. Simonin, à la clinique de Nancy et décrits. (*V.* sommaires du 24 mars, lettre C, et du 27 mars.) Analogies. Difficultés, parfois extrêmes, de pouvoir affirmer si les causes de l'infection ont été internes, ou si elles proviennent, uniquement, d'un milieu atmosphérique.

C. Mode d'emploi des moyens qui composent la méthode du Dr Alphonse Guérin. Importance de la thermoscopie bi-journalière.

D. Exposition de douze faits observés à la clinique de Nancy, en 1873-1874, à la suite du pansement ouaté et résultats de l'étude microscopique du pus.

E. Conclusions principales tirées des faits étudiés.

a) Le coton ne met aucun obstacle aux hémorrhagies artérielles; il les masque et parfois fatalement. L'emploi de ce moyen de pansement exige l'hémostasie la plus parfaite qu'il est possible.

Le coton, qui n'empêche point les gangrènes cutanées et musculaires, les masque et met obstacle à l'expulsion des matières gangrénées.

b) Le pansement au coton n'empêche point l'ostéomyélite ni la pyohémie consécutive; il ne met point obstacle à certaines septicémies ni aux abcès secondaires; en un mot, les causes internes si nombreuses ne paraissent pas modifiées par ce pansement.

L'auteur de la méthode ne l'a point, au reste, préconisée en vue des faits qui viennent d'être rappelés.

c) Avec le pansement tel qu'il existe aujourd'hui, la filtration de l'air n'est point parfaite et le microscope a fait reconnaître des vibrions et des bactéries dans le pus. Ce pansement n'a donc, parfois, qu'une action circonscrite contre les causes extérieures.

La présence des vibrions et de quelques bactéries a été inoffensive.

d) Dans un certain nombre de cas, les réunions rapides des plaies ont été très-remarquables; la production du pus a été peu abondante; l'aspect rosé des bourgeons charnus a été des plus satisfaisants; il n'y a pas eu d'inflammation locale ni de fusées purulentes.

e) Le pansement est resté parfois quinze jours en place. Dans quelques cas, l'extrême abondance de la suppuration a forcé à enlever l'appareil avant ce temps.

f) Le premier pansement au coton ne paraît pas devoir durer au delà de 15 jours. Il peut être renouvelé.

g) Le pansement au coton permet au membre une position plus satisfaisante qu'avec aucune autre méthode de pansement.

Il permet le transport de l'opéré de la manière la plus heureuse; il a l'avantage de ne point rendre nécessaire un pansement durant un certain nombre de jours, ou de rendre très-rares les pansements. Cette méthode paraît devoir rendre, sous ces rapports, les plus grands services à la suite des faits de guerre.

h) Le pansement au coton est surtout utile dans les lieux infectés, et il peut être généralisé dans un certain nombre de cas autres que ceux des amputations.

i) Le pansement au coton n'ayant qu'une action circonscrite contre les causes extérieures, et n'empêchant point l'action de certaines causes internes, ne doit point, malgré des avantages incontestés et sérieux, donner au chirurgien une trop grande confiance.

16 Juillet.

Ponction d'hydrocèle suivie d'une injection iodée.

L. — 18 Juillet.

Conférence supplémentaire. Science de l'anesthésiation. Dé l'a-nesthésiation proprement dite. Revue rétrospective, des appareils employés, successivement, à la clinique de Nancy, depuis le 30 janvier 1847. Divers appareils pour l'emploi de l'éther en inhalations. Appareil pour l'éthérisation *per anum*, inventé par M. Simonin, mis en usage par lui, pour la première fois, le 16 octobre 1847. Appareils divers pour l'inhalation du chloroforme. De l'anesthésiation, à l'aide du chloroforme, sans appareil spécial. Procédé de la simple serviette ployée en forme de tuile. Examen et choix du chloroforme. Condition désirable: vacuité de l'estomac. Condition normale : décubitus dorsal du malade. Du rôle des assistants. Principaux symptômes anormaux: toux, vomissements. Accidents : asphyxie par la situation de la langue; sidération nerveuse. Moyens thérapeutiques principaux. Modifier la situation de la langue; courants d'air; massage de la poitrine et de l'abdomen; courants électriques. Mort possible. Des contre-indications générales tirées du sujet à anesthésier. L'âge n'est point une contre-indication. Enfant âgé de quelques mois, vieillard âgé de 87 ans, anesthésiés, avec succès, par M. Simonin, le premier en vue d'une vaste cautérisation de *nævus;* le second à l'occasion d'une hernie étranglée; opérations suivies de guérison. L'état organique est très-rarement une contre-indication. Elle peut exister, lors d'un affaissement considérable dû à l'hémorrhagie et aux grands traumatismes. Exemples tirés de la clinique.

19 Juillet.

Douzième autopsie cadavérique. (N° 7, Sainte-Cécile.) Vertébralitis. Ouverture spontanée de l'abcès par congestion situé à gauche. Apparition à droite d'un deuxième abcès par congestion. (*V.* sommaires du 10 et du 20 mars.)

20 Juillet, *à la consultation.*

Extraction de polypes muqueux des fosses nasales.

22 Juillet.

Uraniscoplastie pratiquée par M. le professeur Michel sur un de ses malades.

23 Juillet.

A. **Résection des deux amygdales.** Impossibilité de mettre en usage le bistouri-faucille de M. Simonin, à raison de l'ouverture insuffisante de la bouche. Emploi du deuxième instrument de Fahnestock, mis en œuvre à l'aide d'une seule main. Supériorité de cet instrument sur le premier modèle exigeant l'emploi des deux mains.

B. **Amputation de la cuisse gauche.** Tumeur blanche du genou, datant de 23 ans, terminée heureusement par ankylose. Carie et nécrose consécutives ayant atteint le canal médullaire de la partie inférieure du fémur. Le pouls du malade offre des intermittences. Emploi, avant l'anesthésiation, de la méthode hémostatique du professeur Esmarch. Décoloration notable du membre. Arrêt complet de la circulation. Quatre ligatures artérielles pratiquées. Recherche des températures dues à l'éthérisme, pendant la période d'excitation et la période chirurgicale. Confirmation des conclusions émises précédemment. (*V.* sommaire du 16 juin.) Pendant une longue et remarquable période chirurgicale, le thermomètre a baissé de $^4/_{10}$ de degré. La période de collapsus n'a pas existé. Amputation circulaire pratiquée. Les muscles qui entourent la partie inférieure du fémur sont atteints de transformation graisseuse. Les artères sont athéromateuses. Pansement avec 750 grammes de coton.

24 Juillet, *dans les salles.*

Cure radicale d'une hydrocèle. Injection iodée.

LI. — *A l'amphithéâtre.*

A. Revue des notations principales de thermoscopie recueillies en 1873-1874.

Production des tracés concernant :

a) La fièvre de suppuration (n° 4 et n° 18, Saint-Jean) durant le pansement par le coton de plaies dues à des amputations de cuisse, et après l'ablation du sein (n° 8, Sainte-Cécile).

Les modifications observées après le renouvellement du pansement au coton (n° 18, Saint-Jean).

b) Des fusées purulentes (n° 14, Saint-Jean).

c) Une cautérisation d'épithélioma avec la pâte Canquoin (n° 7, Saint-Jean).

d) La période aiguë d'une fracture de fémur (n° 5, Sainte-Cécile).

e) Un phlegmon péri-anal (n° 17, Saint-Jean), un phlegmon diffus au bras (n° 4, Saint-Jean), un abcès sous-axillaire (n° 17, Saint-Jean), un abcès au dos (n° 18, Saint-Jean), un abcès, suite de carie du genou (n° 2, Sainte-Cécile).

f) Un abcès par congestion (vertébralitis et diathèse tuberculeuse), n° 16, Saint-Jean. Un double abcès par congestion (vertébralitis), n° 7, Sainte-Cécile.

g) Une pneumonie chez un amputé de cuisse et la fièvre de suppuration concomitante (n° 18, Saint-Jean).

h) L'érysipèle infectieux (n° 4 et n° 17, Saint-Jean). L'érysipéloïde (n° 3 et n° 6, Sainte-Cécile).

i) La pourriture d'hôpital (n° 14, Saint Jean).

j) La pyohémie (n°s 9, 15 et 20, Saint-Jean, n° 2, Saint-Léon). Fastigium à 40 et 41 degrés, sous l'influence de l'érysipèle, d'un abcès par congestion, d'un abcès sous-axillaire et de la pyohémie. Défervescence remarquable dans l'érysipèle infectieux.

B. Hémorrhagie très-considérable, consécutive à la résection de l'amygdale droite chez l'opéré de la veille. Emploi de la glace et d'eau glacée pendant une partie de la journée. Prescriptions de l'emploi du perchlorure de fer non suivies. Arrêt de l'hémorrhagie 18 heures, seulement, après l'opération. Perte totale du sang estimée à un litre.

C. Résultat de l'autopsie cadavérique pratiquée le 19 juillet. Femme atteinte de vertébralitis. (*V.* sommaires du 10 et du 20 mars.)

Adhérences anciennes des plèvres; poumons sains; quelques ganglions bronchiques caséeux. Cœur flasque, mou. Foie gras. Substance corticale des reins présentant une dégénérescence graisseuse. Estomac n'offrant aucun ulcère. Carie de la seconde vertèbre lombaire, sans déformation antérieure prononcée de la colonne vertébrale; il existe au dos une forte voussure. Le corps de la vertèbre est creux. L'excavation est remplie de débris purulents et de petits sequestres osseux. La vertèbre peut être séparée en deux assises. Le disque intermédiaire entre la première et la deuxième vertèbre lombaire est infiltré de pus. Deux vastes abcès par congestion partent du même point vertébral; celui de gauche, ouvert à l'extérieur, contient environ deux verres de pus; celui de droite, non ouvert, en renferme environ un litre. Les muscles psoas sont infiltrés de pus, ramollis, en partie détruits, et convertis, en quelque sorte, en foyers purulents.

25 Juillet.

Hernie inguinale oblique, épiploïque, gauche, étranglée. Taxis pratiqué sans succès, quatre heures après l'étranglement. Anesthésiation. Nouveau taxis durant la période chirurgicale due à l'éthérisme. Réduction de la hernie.

30 Juillet.

Ablation d'une tumeur cancéreuse du bras gauche, récidive. (*V.* sommaires du 9 décembre et du 30 mai.)

Anesthésiation. Vomissement. Ablation de la tumeur de forme encéphaloïde, placée sous l'aponévrose brachiale. Après l'incision de l'aponévrose, sortie d'une masse diffluente. Réunion à l'aide de quatre sutures entortillées. La récidive de la tumeur a eu lieu vers le point où se trouvait la tumeur encéphaloïde enlevée le 30 mai.

Sept heures après l'opération, la malade ressent la saveur du chloroforme dont l'odeur est perçue à l'haleine de l'opérée. Six vomissements ont lieu dans la nuit.

Remarques. — Un certain nombre de faits ayant été étudiés complétement au lit des malades, n'ont point dû prendre place dans les sommaires des conférences. Ces faits sont les suivants :

Kyste du poignet (n° 18, Saint-Jean); kyste du cordon spermatique (consultation); traitement des ulcères des jambes par une pommade à la craie (n° 5, Saint-Jean, et n° 9, Sainte-Cécile); traitement de ces ulcères par les bandelettes de diachylon. Emploi négatif des injections d'ergotine en vue de la guérison des varices des jambes (n°s 7, 10, 12 et 15, Saint-Jean). Divers traitements de la gale (n°s 15 et 21, Saint-Jean). Brûlures à divers degrés. Otites, kératites, tumeurs blanches et caries diverses. Fractures de phalange (n°s 12 et 19, Saint-Jean). Luxation du gros orteil. Diathèse dartreuse. Du psoriasis. De l'eczéma comme complication des ulcères des jambes. Suppuration bleue. Extraction d'aiguilles de la paroi abdominale (n° 9, Sainte-Cécile). Onyxis traité par le perchlorure de fer (n° 3, Saint-Ferdinand). Des opérations de complaisance, à l'occasion d'un kyste à l'avant-bras.

L'intérim de la clinique de M. le professeur Rigaud m'ayant été confié en juin et en juillet, j'ai dû opérer plusieurs de ses blessés et, lors des conférences, indiquer l'état de quelques malades.

Voici les numéros des lits indiqués par salle, la date des opérations et des conférences :

17 juin, n° 3, Saint-Léon.

30 juin, n°s 8, 16, 9, Saint-Léon.

3 juillet, n° 2, Saint-Léon.

11 juillet, n°s 10 et 14, Saint-Léon.

— n° 1, Sainte-Thérèse.

Certains faits importants, étudiés au commencement de la présente année scolaire 1874-1875, ont motivé quelques conférences dont voici l'indication :

Études sur le pied bot, après quatre sections du tendon d'Achille chez des enfants et chez un adolescent.

De la galvanocaustie thermique, à l'occasion de son emploi lors de l'ablation d'une tumeur volumineuse due à une épulie.

Du pneumo-thorax, suite de la perforation des plèvres par les fragments d'une côte fracturée.

De l'état actuel de la question de l'opération du trépan. Abstention d'opération, lors d'une fracture de la voûte du crâne, avec enfoncement.

Des corps libres dans l'articulation du genou. Tentative infructueuse de fixation d'un corps étranger. Présentation de quatre corps libres extraits, antérieurement, à la clinique.

APPENDICE

AUX SOMMAIRES PRÉCÉDENTS.

Indication de la terminaison de quelques faits énoncés dans les sommaires.

1.

Tumeur cancéreuse du bras. (*V.* sommaires des 9 décembre, 30 mai et 30 juillet.) — En octobre 1874, quatrième apparition de la tumeur du bras; envahissement de deux points considérables sur le thorax, au-dessous de l'aisselle; forme inflammatoire. Contre-indications à une nouvelle opération.

2.

Carcinome épithélial *de la région occipitale datant de 27 années.* (*V.* sommaires des 20, 23 et 27 décembre et 11 juillet; réussite de douze greffes.) — En septembre 1874, la guérison s'était maintenue; les trois glandes respectées au cou avaient disparu. La santé générale était parfaite.

3.

Emploi de la méthode hémostatique du professeur Esmarch. (*V.* sommaires des 24, 26 et 27 janvier.) — Lors de l'amputation pratiquée le 24 janvier, la méthode hémostatique put être mise en usage avant l'anesthésiation. Lors des deux amputations du 26 janvier, la compression circulaire fut faite seulement après que l'anesthésie fut obtenue; différences importantes à noter pour la pratique, puisque, dans ces derniers cas, l'anesthésie dut être maintenue pendant un temps beaucoup plus long.

*

4.

Luxation de l'avant-bras droit en arrière. (*V.* sommaires des
25 et 31 janvier, lettre B.) — La malade est sortie le 23 février
1875, dans la situation prévue après la réduction de la luxation.

5.

**Abcès par congestion ayant, pendant quelque temps, simulé
une hernie.** (*V.* sommaires du 21 janvier, n° 2; du 14 mars, lettre
E.) — Les altérations reconnues à l'autopsie cadavérique, pratiquée le 6 septembre 1874, ont justifié le diagnostic d'un abcès
par congestion opposé au diagnostic d'une hernie.

Autopsie cadavérique. Le poumon gauche offre dans toute son
étendue des granulations, et au sommet plusieurs cavernes considérables. Les plèvres sont adhérentes, dans les deux côtés de
la poitrine. Les os du bassin sont à l'état normal. La 5e vertèbre lombaire est en partie détruite ; le côté gauche de son corps
a disparu. Le côté droit est ramolli et friable. Le pus provenant
de l'os malade a passé dans les gaînes des deux psoas, qui eux-
mêmes sont fort modifiés. Le psoas droit est infiltré de pus et le
muscle psoas gauche est remplacé par une masse musculaire
passée à l'état de détritus. C'est le pus qui, pénétrant entre les
aponévroses des muscles petit oblique et transverse de l'abdomen, a donné lieu à la tumeur considérée comme une hernie
et a fait naître l'idée de la production de gargouillement.

6.

Fracture non consolidée de l'humérus. (*V.* sommaires des 14
et 24 avril.) — Après l'emploi infructueux de la teinture d'iode, le
premier des moyens projetés par le professeur fut mis en usage.
Pendant cinq jours, deux fois par jour, l'excitation des fragments
osseux eut lieu par des frottements répétés de ces fragments l'un
contre l'autre. Après cette période d'excitation, un appareil solidifié fut replacé et maintenu pendant quatre mois. Pendant quinze
jours, après les frottements opérés, une douleur permanente fut
ressentie au lieu de la fracture. A partir du cinquième mois de
cette nouvelle contention, l'humérus parut de plus en plus solide.
Après le huitième mois, l'appareil fut enlevé, et la flexion permanente de l'avant-bras sur le bras fut combattue par une gymnas-

tique locale appropriée. Le dixième mois (19ᵉ mois à partir de l'accident primitif), le blessé sortit guéri de l'hôpital et reprit ses travaux de conducteur. Mais deux mois ne s'étaient pas écoulés qu'un nouvel accident survint. Un cheval s'étant abattu entraîna violemment la main qui le retenait par une bride, et le cal de l'humérus se rompit. La mobilité, très-notable, des fragments fut constatée à Pompey d'abord, et ensuite à la clinique. Le malade retourna dans sa famille, après l'application nouvelle d'un appareil, solidifié à l'aide du silicate de potasse.

7.

Nouveau procédé d'opération du phimosis. (*V.* sommaire du 29 janvier). — Revu quelques mois après l'opération, le résultat cherché a été trouvé très-remarquable sous le rapport de la forme et sous le rapport de la fonction de la partie opérée.

8.

Fracture du col du maxillaire inférieur. (*V.* sommaire du 28 avril, lettre *a*.) — La guérison s'est opérée sans aucune difformité.

9.

Cancer du pharynx. (*V.* sommaire du 14 mars, lettre C.) — Le malade atteint de cancer du pharynx a maigri progressivement. Le cathétérisme a permis, chaque jour, pendant plus de deux mois, l'introduction d'aliments. La mort est survenue en ville, en juillet. Le malade s'est éteint.

L'autopsie cadavérique n'a pas été pratiquée.

10.

Cancer épithélial du menton. (N° 7, Saint-Jean.) (*V.* sommaires des 24 et 28 février, 14 mars, lettre B, 2 mai et 13 juin.) — Il importe de faire remarquer que, lors de la deuxième opération, le 2 mai, la recherche de la glucose, opérée par M. Ritter à l'aide de trois méthodes différentes, n'a donné que des résultats négatifs. Cette recherche, en prouvant que la diathèse cancéreuse n'était point la cause de la glucosurie, dut faire attribuer la production de la glucose à l'anesthésiation, ainsi qu'il a été dit au sommaire du 28 février, lettre C.

11.

Grenouillette. (*V.* sommaires des 14, 16 et 19 mai.). — La ponction faite à la tumeur a été suivie de fermeture immédiate et de reproduction de la maladie dans des conditions presque semblables à celles qui ont été décrites. La tumeur molle, très-facilement dépressible, ayant la largeur de la moitié de la langue, s'étend cette fois depuis les dents incisives jusqu'à la quatrième molaire, c'est-à-dire dans une étendue de 4 centimètres. Une nouvelle opération a eu lieu quelques mois après la première. Le liquide de la tumeur a été extrait par la canule d'un trois-quarts avec les précautions qui ont été indiquées. Après l'évacuation de ce liquide, soumis à l'analyse, le trois-quarts, entré dans la tumeur de dehors en dedans, en ressort de dedans en dehors, les deux ouvertures se trouvant séparées par une distance d'environ un centimètre et demi. Un fil épais a été introduit dans la canule de l'instrument et, après que celle-ci a été retirée, a été lié au dehors de la tumeur, formant, ainsi, un séton, en forme d'anneau mobile. Bien que le fil n'ait pas éprouvé de constriction, il a été perdu de vue pendant quelques jours par suite des modifications de forme présentées par la tumeur (fièvre); puis son gonflement ayant disparu, le séton a été retrouvé. Un stylet entrait facilement dans la tumeur et facilitait l'évacuation d'un liquide fétide, d'apparence purulente. Le séton fut retiré après un mois entier de séjour, et, depuis plusieurs mois, le malade n'offre plus de tumeur buccale.

Voici la nouvelle analyse à laquelle M. le professeur Ritter a bien voulu procéder :

Examen du liquide provenant de la ponction d'une grenouillette.

Liquide légèrement opaque, très-visqueux, filtrant avec difficulté (même en ayant recours à l'aspiration). Le liquide filtré est limpide, visqueux, d'une densité de 1,018 ; sa réaction est franchement alcaline, mais faible.

Composition centésimale.

Eau	81.22
Corps gras.	1.18
Matières organiques.	4.15
Sels	13.45
	100.00

Sels. Sels de chaux, traces de sels de magnésie, de sulfates, de phosphates, carbonates; les chlorures alcalins, très-abondants relativement, pèsent 8^{gr},95. Absence de sulfocyanure, même en se servant des réactifs les plus sensibles.

Matières organiques. L'alcool précipite le liquide filtré en grumeaux blancs qui se redissolvent, sans trop de difficulté, dans l'eau. Le liquide primitif, mélangé en quantité très-faible avec de l'empois préparé au moment même, donne naissance à de la glucose, en moins d'un quart d'heure, à la température de $+ 40°$. Cette propriété caractérise, dit-on, la ptyaline.

Résumé. Liquide renfermant près de 20 fois plus de matières solides que la salive normale; contenant un principe saccharifiant analogue à la ptyaline; absence de sulfocyanure.

Nos connaissances sur la composition des diverses variétés de salive ne sont pas assez exactes pour que l'on soit en droit de refuser à ce liquide, d'après l'absence de sulfocyanure, le caractère d'un liquide salivaire épaissi.

Il est intéressant d'ajouter ce qui suit: Le malade a un frère qui offrit, aussi, une grenouillette quelques mois avant la première opération que j'ai faite le 14 mai. Voici les renseignements que j'ai pu recueillir à cette occasion : Ce deuxième malade, adulte aussi, subit une ponction de la tumeur, à l'aide d'une lancette. Après deux mois, environ, on retira un calcul salivaire par l'ouverture restée fistuleuse. J'obtins de la bienveillance de M. le D^1 Henrion le calcul que j'adressai à M. Ritter, et le fait est assez important pour donner ici l'analyse de ce calcul.

Analyse d'un calcul salivaire.

Forme ovalaire; grand diamètre, 13 millimètres; petit, 7 millimètres; il présente à l'une des extrémités un prolongement de 1 millimètre de long. Teinte jaune, surface rugueuse.

Poids du calcul, 0^{gr},88.

Densité, 1,531.

Le calcul scié en travers présente un noyau de 3 millimètres qui se détache facilement.

a) Analyse qualitative.

L'eau bouillante dissout des phosphates alcalins, des traces de chlorures, une substance organique qui ne possède pas tous les caractères des matières albuminoïdes.

La partie insoluble dans l'eau se dissout assez facilement dans les acides ; elle est formée par du phosphate et du carbonate de calcium ; les sels correspondants de magnésium ne s'y trouvent qu'en proportion faible.

Une certaine quantité de matière organique jaune ne se dissout pas dans l'acide étendu ; la manière dont elle se comporte avec le réactif de Milhon et par la calcination la fait reconnaître pour une matière albuminoïde.

Absence d'acide urique, d'urates et d'oxalates.

b) Analyse quantitative.

	Calcul.	Noyau.		Calcul.	Noyau.
Matière inorganique.	80.41	71.10	Matière soluble dans l'eau.	39.17	49.12
Matière organique. .	19 59	28.90	Matière insoluble dans l'eau	60.83	50.88
	100.00	100.00		100.00	100.00

L'examen comparatif démontre ce fait important, c'est que le noyau des calculs salivaires, comme celui des calculs biliaires, est presque toujours plus riche en matière organique que le reste du calcul.

Analyse complète du calcul.

Carbonate de calcium	5.12
Carbonate de magnésium	0.93
Phosphate de calcium	50.81
Phosphate de magnésium	2.79
Matière organique insoluble	1.18
Matière organique soluble	18.41
Phosphates, chlorures à base de sodium et d'ammonium.	20.76
	100.00

12.

Extirpation d'un sein. (*V.* sommaire du 2 juin.) — Déjà (*V.* n° 2, p. 67) il a été dit, à l'occasion d'une ablation d'un épithélioma de la nuque, que trois glandes respectées, lors de l'opération, avaient disparu après elle. Il en est de même au cas présent. La glande sous-axillaire, respectée lors de l'ablation, disparut, complétement, peu après.

13.

Épithélioma. (*V.* lettre E du sommaire du 20 juin.) — Opéré revu en 1875. La guérison s'est maintenue. La tumeur située au côté gauche du menton, respectée lors de l'opération, a diminué de la moitié de sa grosseur primitive, mais en conservant une apparence de tumeur maligne.

14.

Amputation de la cuisse gauche. (*V.* sommaire du 23 juillet.) — L'amputé a guéri, complétement, après une nécrose de l'extrémité du fémur; cette nécrose s'est produite malgré les plus grands ménagements apportés dans la section de l'os. Ce malade avait été l'occasion d'observations de la part du professeur, au sujet des précautions à apporter dans la section des os et de la moelle : ne point scier vite, dilacérer le moins possible le périoste, le canal médullaire et son contenu. En définitive, des sept amputations de cuisse, pratiquées pendant l'année scolaire 1873-1874, quatre se sont terminées par la guérison.

15.

Cure radicale d'une hydrocèle. (*V.* sommaire du 24 juillet.) — L'injection iodée fut pratiquée pour la deuxième fois à 40 jours de distance d'une première opération de même nature, restée sans succès. Cette fois, la guérison fut la suite d'une injection plus excitante que la première.

Au début de ce travail, j'ai remercié M. le professeur Ritter pour les nombreuses analyses chimiques qui ont concerné la clinique. En terminant, je veux offrir l'expression de ma gratitude à M. le professeur Gross, dont le concours, en sa qualité de chef de clinique, a été très-important, lors de quelques-unes de mes opérations; à M. le D' Spillmann, rédacteur des procès-verbaux des autopsies cadavériques faites sous sa direction, et qui ont terminé les observations rédigées avec tant de soins par les internes de mon service, MM. Guillaume et Houpert. Je dois ajouter, enfin, que ma clinique chirurgicale est entrée dans une phase nouvelle pour les malades et, à la fois, pour l'instruction des étudiants. Grâce à la savante coopération de M. Feltz, professeur d'anatomie et de physiologie pathologiques, l'histologie appliquée à divers produits morbides a, déjà, permis de ne plus borner aux apparences la désignation des tissus, ainsi que j'ai eu le regret de le faire, encore, dans quelques sommaires de mes conférences, écrits avant la constitution définitive de l'ensemble des ressources cliniques actuelles. Dorénavant, l'histologie, en révélant la texture de certains produits pathologiques, agrandira le champ des indications et des contre-indications opératoires, et assurera, souvent, le pronostic des résultats des opérations. Une dernière réflexion terminera mon travail, en le justifiant en partie : C'est en faisant que l'on constate, le mieux, ce qui reste à faire et ce qui doit être, par conséquent, réalisé, tenté tout au moins, car je n'oublierai jamais, je l'espère, la devise que j'ai inscrite, en 1838, sur l'un de mes premiers travaux publiés :

..... *Et ce que je crois bon, je le fais.*

ERRATA

Page VIII, ligne 27. C'est en novembre 1872.
                Lisez : *C'est en novembre 1873.*
Page IX, ligne 20. Cinq mois qui.
                Lisez : *Quatre mois qui.*
Page 59, ligne 14. N° 7, Sainte-Cécile.
                Lisez : *N° 6, Sainte-Cécile.*